ジュ】

児童精神医学

歴史と特徴

ギィ・ブノワ／ジャン=ピエール・クラン著
阿部惠一郎訳

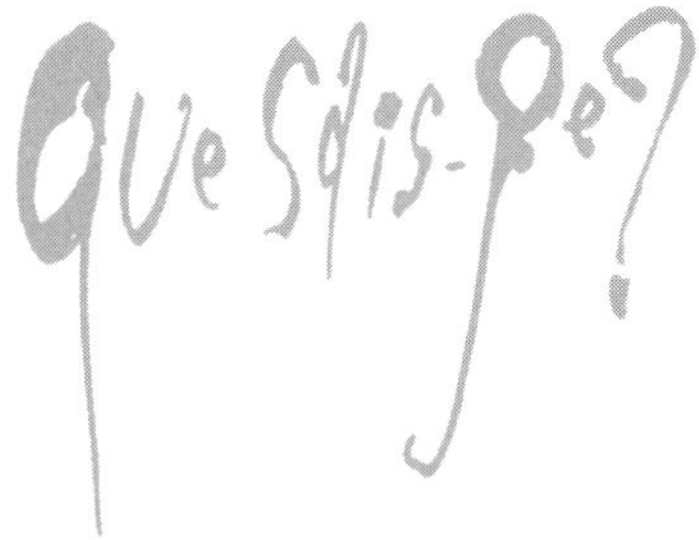

白水社

目次

序章

今日、児童精神医学は、確かな地位を獲得し、児童の精神障害に関する国際的な診断基準、たとえばDSM―Ⅲに見られるように、診断や治療に関しても知識が確立されているように見える。しかしながら、そこに至るまでには大いなる疑念と紆余曲折があったのである。たとえば、十九世紀の終わりにほんの一時期出現した「子どもの精神医学（psychiatrie infantile）」と「神経精神医学（neuropsychiatrie）（一九三六年）」という名称にどれだけの違いがあっただろう。それは小児科学と精神医学を結びつける「小児精神医学（pedopsychiatrie）」と「児童精神医学（psychiatrie de l'enfant）」という表現についても同様のことが言える。さらに、「児童精神医学（psychiatrie de l'enfant）と「児童思春期精神医学（psychiatrie infanto-juvenile）」が一緒になった「青年期精神医学（psychiatrie de l'adlescent）」という表現もしばしば用いられている。それはともかくこのようによく似た表現がどのように違い、またそれぞれの言い方は何を意味するのだろう。

児童精神医学はさまざまな思想が合流して誕生した。児童精神医学を哲学的視点から眺めればイタールをもって嚆矢とする。実際、イタールは、ロックやコンディヤックの感覚論哲学に触発され、感覚論的な方法を用いて、野生児を人間に変えようとしたのだった。ヴィクトールは、人間世界からうち捨てられた状態（原始的な状態に置かれていた）にあったため、白痴〔現在の知的障害にあたる〕と見なされた。これに対してピネルは反対の意見を持っていた。イタール以後、精神科医や教育者たちは、イタールのアプローチとは一線を画して、躾を中心とした教育的「処遇」で取り組んだのである。この教育的「処遇」に関して、思いつくままに名前を列挙すると、以下のような人びとになるだろう。セガン、ブールヌヴィル、デューイ、フレーベル、モンテッソリ、クラパレード、ピアジェ、ドゥリニー、ニイル。

教育を受けることでよりよい世界が待っているというユートピア的なアプローチがまず導入された。次いで、実践家たちはみんな子どもたちに面接を行ない、アドバイスを与え保護しようとした。多くの児童精神分析家たちが成人の精神分析から得た知識を用いて、子どもの精神構造を分析しようと試み、成人のために用意された分析的な治療実践を子ども向けに改良して用い、遊びを導入し言語を用いないでもっぱら象徴的な解釈を行なっていった。誰でも知っているように、A・フロイトからM・クラインまで、ウィニコットからドルトやマノーニやベッテルハイムまで、多くの研究者が引用される。サンクテ・デ・サンクチスの最早期痴呆、ポターの児童分裂病の概念を除けば、成人精神医学は児童精神医学を確立していく過程でほとんど何の寄与もしていないことを強調しておかなければならない。

児童精神医学の現代における出発点は、カナーが特殊な症候群を記載した一九四三年に始まると言えるかもしれない。この症候群は「小児自閉症」と命名されたが、小児分裂病よりも発症が早く、初めは大人の精神疾患から借用した用語が用いられたとしても、児童精神医学の疾患として、大人の疾患から独立した疾患単位として確立されたのである。

理論だけでなく治療技法においても、さまざまな領域（精神分析、心理学、行動療法、認知科学、生物学など）から借用しているし、その実践においても同様であり、さまざまな手法が調和やバランスを考えることなく今日まで使われている。言語療法（言語矯正法）や身体的アプローチも同様である。

児童精神医学が公的に認められたことで（少なくともフランスでは法的に認知されている）、公的権力や教育、社会福祉、家族などからの要請、多くの場合これは「子ども時代」というものをどのように改善していくかという観念論的な色彩の強い要請なのだが、これに対して答えなくてはならない義務が生じてきたのである。「子ども時代」という考え方が広く受け入れられ、これが障害をかかえた子どもを援助する実践家に影響を与えている。児童精神医学における種々の様態は「子ども時代」とはいかなるものかという問題提起と関連し、たとえば現代では子どもは尊重されるべき対象であり、子どもを保護し、どんなに低年齢児であっても一人の人格を持った存在と見なければならない（一九八九年、子どもの人権に関する国際条約）。さらに、商業主義的論理に支配されている世界では、子どもを保護することなく、いわゆる自由な個人主義の名の下に、虐げられ、しかも家族から搾取されていると考えられるかもしれない。「子ども時代」とは何かについて考えることが重要であり、その手始めとして、予防的で観念的な囚われに対峙してきた「児童精神医学」の先駆的な理論を記述することにしたい。

第一部　歴史

第一章　児童精神医学の歴史はどのように記載されてきたか

1　用語について

歴史の流れの中で、児童精神医学を意味する用語はそのときどきにさまざまな意味をもち、その時代の傾向を反映し、そうした用語は現われては消えて行ったのである。

十九世紀末の一八九九年に、マンハイマーが、『子どもの精神障害』を出版し、これが『児童精神医学提要』として紹介され、初めて子どもの「精神医学」という用語が使われた。これは大人の場合に用いられていた「精神疎外」という表現に当たる用語であったが、これ以後、それまで使用されていた「狂気」（モロー・ドゥ・トゥールの『子ども時代の狂気』）や「無能力」（モズリーの『子ども時代の無能力』）のような言い方は使われなくなっていった。

カナー（一九三六年）の論文以後、アングロ・サクソン諸国では児童精神医学（child psychiatry）の表現が支配的になっていくのに対して、フランスではユイエが「子どもの神経精神医学（neuropsychiatrie infantile）」と表現し、これは現代まで続き、医学的方法と心理学的方法を結合させて使うことを意味している。

また「児童心理学（psychopediatrie）」と「小児精神医学（pedopsychiatrie）」の表現では、前者は小児科学を応用した心理学、後者には子どもを対象にした精神医学というニュアンスがある。

フランスと同じようにドイツ語文献でも、かなり長いあいだ「子どもの精神医学（psychiatrie de l'enfant）」と表現されてきたが、この「子どもの精神医学」が独自性（おそらく、新生児や乳児についても精神医学の新しい興味や対象になっていく）を示すようになったのはつい最近のことである。

この「子どもの精神医学」とは必ずしも同義ではないが、治療的実践や観念、精神を表現しようとした用語もある。それらは傾向や立場にそれほどこだわらないとしても、やや異なる治療的な見方を含んでいるためそれなりの表現になっている。たとえば、「医学心理学（medicopsychologie）」、「医学・心理・教育学（medico-psycho-pedagogie）」、「精神治療教育学（psycho-pedagogie curative）」といった表現は、それが教育学であれ、心理学であれ、小児医学であれ、社会学であれ、子どもの精神医学の内実に収斂されていったものと共通している。これらは、知的障害、人格障害、学習困難に、どのような領域からアプローチするかを表現した用語であった。

2 歴史的記述

ユイエ[1]は『子どもの神経精神医学』（一九六六年）の中で、児童精神医学が誕生した年を一九二五年にしている。その理由は、成人の精神医療と小児科学の臨床に結びついた神経精神医学の臨床が始まった年だからである。児童精神医学の成立時期については、国際衛生学会が開かれたときに、パリで結成された第一回児童精神医学会議の開催された一九三七年や、児童精神医学の講座が設けられ、ユイエがその初代教授に就任した一九四八年なども挙げられる。

（1）ジョルジュ・ユイエ（一八八四～一九七七年）。フランスの児童精神医学を創設。児童精神医学に関する著書は多数〔訳注〕。

アジュリアゲラ[1]は、『児童思春期精神医学提要』（一九八〇年）を出版し、歴史的考察の部分で小児科学と児童精神医学の区別が出来上がった年を、一九二五年よりも一九〇〇年としている。精神薄弱〔現在の知的障害〕に関心が向いていた十九世紀の治療教育的な研究を生き生きと描写したばかりでなく、心理学を確立したクラパレードや心理測定に関するビネーの業績も高く評価した。そのうえ、アジュリアゲラが一九〇〇年としたのは、カナーが記述した最初の一〇年が始まることにも関連している。

（1）ジュリアン・ドゥ・アジュリアゲラ（一九一一～九三年）。スペインのビルバオに生まれる。神経精神科医、精神分析医。フランス精神医療区（セクター制）の整備に貢献した〔訳注〕。

アジュリアゲラ（一九八〇年）の考察と同じように、ユイエ（一九六六年）の記述でも、ほんの僅かではあるが、精神分析の寄与を認めている。ディアトキーネ[1]、ルボヴィシ[2]、スーレの監修による『児童思春期精神医学』が一九八五年に出版され、精神分析の登場が述べられ、精神分析は《児童の精神障害に対するアプローチを根本的に変える》方法であるとまで記されている。

(1) ルネ・ディアトキーネ(一九一八〜九七年)。ベラルーシ出身の精神分析医〔訳注〕。

(2) セルジュ・ルボヴィシ(一九一五〜二〇〇〇年)。ルーマニア出身の精神分析医〔訳注〕。

3 レオ・カナー、ある奇妙な症例

一九三五年に北アメリカで児童精神医学の著作が出版された。北アメリカでのこの分野に関する最初の本である。レオ・カナーはこの本の中で歴史的考察を述べているが、それまでに発表された児童精神医学に関する論文を、大人をモデルとして記載された精神疾患単位に依拠し、その中に含まれない児童の行動異常をまったく無視していると激しく非難した。

カナーは、モロー・ドゥ・トゥール(一八八八年)、マンハイマー(一八九九年)、シュトゥロマイヤー(一九一〇年)、サンバル(一九二七年)を列挙し、その誰もが多かれ少なかれそれまでの疾病論に基づく診断を無理矢理児童に当てはめようとしたと非難したのだった。その一方で、児童の神経疾患を詳しく記述し理解したグトリー(一九〇七年)やベンジャミン(一九三〇年)ら小児科医の業績を高く評価している。さらに児童の見立てをするには、個別に症状を診るだけでなく、全体として把握されなければならないことを強調したのである。

一九六六年、「モーズリー・レクチュアー」に招待されたカナーは、児童精神医学の歴史に関して一つの見識を示した。次の五つにまとめられる。①知的障害の領域を生物学、生物物理学、内分泌学の分野と関連させた研究、②十九世紀に活躍した教育学者の膨大な業績やそれを二十世紀に引き継ぎ完成させたハンゼルマン（一九三三年）の著作、『治療教育』、③少年非行の分野に見られる発達障害や家庭裁判所の創設、④心理測定を導入し、発達心理学的研究を行なったビネーなどの心理学領域、⑤フロイトが一九〇五年に始め、アンナ・フロイトとメラニー・クラインに引き継がれた精神分析。

この講演から六年後の一九七二年に新たに『児童精神医学』が出版され、この本の冒頭に書かれた歴史記述[1]では児童精神医学の歴史を一〇年ごとに分けて論じているので引用してみよう。

（1）レオ・カナー（一八九四〜一九八一年）。自閉症の記載で有名なアメリカの児童精神科医。『児童精神医学』黒丸正四郎／牧田清志訳、医学書院、一九六四年。五〜一四頁参照〔訳注〕。

一九〇〇年から一九一〇年――クレペリン[1]の診断分類を援用し、同時に心理測定が導入された時期である。A・マイヤー[2]やフロイトの考えからも影響を受け、子どもの障害の起源を養育環境に求めた。少年裁判所の創設、精神衛生運動が活発に展開された時期でもある《子どものことを考える時期》。

（1）エミール・クレペリン（一八五六〜一九二六年）。ドイツの精神医学者。精神病の体系的分類を行ない、早発性痴呆（統合失調症）と躁鬱病とに分けた。精神病の原因は脳器質的なものと考えた〔訳注〕。

（2）アドルフ・マイヤー（一八六六〜一九五〇年）。精神生物学派の始祖。スイスに生まれ、アメリカで活躍した精神科医。精神衛生運動の推進者。カナーはマイヤーの高弟である〔訳注〕。

一九一〇年から一九二〇年――理論的根拠がなくても、狂気や非行の防止に向けて制度や施設が創設されていった時期《子どもに対して何かを創った時期》。

一九二〇年から一九三〇年――今、目の前にいる子どもの状態を扱わなければならない。一九二八年に子どもの日常生活の問題に注意を払わなくてはならないとソムが言ったのもこの時期である。そのため、《児童相談所》が創設され、一九三〇年にはアメリカ全土に五〇〇カ所が配置され、心理測定や心理療法が実施され、親や教師を支えた。ウィックマンは、子どもの情緒的な問題に注意を払うように教育者に呼びかけ、家族訪問して養育者を援助する目的で教育者を送り、《子どものために何かをする時期》というように変化していった。

一九三〇年から一九四〇年――大きな変化が見られた。患児の症状を検討することに関心が向けられ、子どものために、精神内面へアプローチできる特別な方法を採用した。つまり《子どもと共に問題を解決する時期》になったのである。この特別な方法が、遊びであり絵画を使う方法であった。A・フロイト(1)やM・クラインの仕事は、子どもの精神内界に現われるものをよりよく理解するための方法を提示した。子どもについて興味を持っていた人びとがこぞって「データ収集」を行なった時代と見ることができる。

(1)アンナ・フロイト(一八九五〜一九八二年)。S・フロイトの末娘、児童分析の創立者。米国の精神分析、児童精神医学、児童心理学に多大の影響を与えた〔訳注〕。

児童精神医学の真の領域を確定するためには、「早期小児自閉症」に始まり、新しい形態の重い人格障害を発見し、分類し、身体的な原因を探求しなければならない。そうした発見を中心にして、アメリカの児童精神医学が成立したのであり、熱に浮かされたように新たな分類と生化学的原因を探求したのだった。

4　精神医学の概説書で取り上げられた児童精神医学の論文

まず精神医学の歴史を扱った二つ著作、一九七二年のアレキサンダーの著作と、一九八三年に出版されたポステルとケテルの著書に、児童精神医学を紹介している章がある。アレキサンダーの著作では、「児童精神医学における発達」という章があり、そこでは成人精神医学の疾患分類を基準にして、それに子どもを当てはめようとする方法を槍玉に挙げながら、児童精神医学をできるだけ特化していこうとする狙いが見られる。その狙いは、まず知的障害児に対して教育的効果をあげるための教育改革、もう一方で、精神衛生運動、児童相談所の活動、非行少年への関心が述べられている。そこから児童精神医学のこれまでの流れを検討すると二つの潮流が生まれたことが理解される。要約すると次のようになる。教育的効果については、アイヒホルン[1]の考えに刺激され、その後フロイトによって勢いを得たがブルーノ・ベッテルハイム[2]の家族計画学派の試みで終わる流れであり、もう一方は、「児童相談所」と少年裁判所の発展が見られ、そこでは心理学、教育学、精神分析に由来する方法や技術が使われていた。

(1) アウグスト・アイヒホルン(一八七八〜一九四九年)。オーストリアの精神科医、精神分析家。非行の発現をフロイトの神経症人格の形成と同様の機制としてこれを重視した。自己心理学のコフートは彼の精神分析を受けている〔訳注〕。
(2) ブルーノ・ベッテルハイム(一九〇三〜九〇年)。アメリカ合衆国の心理学者。知的障害児の訓練教育施設の所長や情緒障害児のホームの世話をする。健常児や障害児の心理学の著作がある。学歴詐称、患者への暴力が明るみになった。自殺にて死亡〔訳注〕。

「子どものために」という大きなうねりは、おそらく一八八七年に発表されたエミングハウス[1]の仕事と関係があるように思われる。彼はまず成人の精神病と子どもの精神病に共通する物差しは存在しないと断言し、身体的原因について指摘し、さらに極度の恐怖感や不安といった心理学的概念を導入し、社会的そして家庭的環境に注目して、思考や想像力の精神病理学的障害を考えるように喚起している。また、児童精神医学は子どもの行動や心理に関する幼少期の研究を基礎として、先駆者の一人であるC・ダーウィン[2]が一八七六年に発表した研究を引用し、次いで子どもの発達に関する仕事に注目し、とりわけ一九二五年にゲゼルが書いた『発達診断から見た生後から六歳までにおける子どもの正常発達に関する心理学的研究』を引用している。

(1) ヘルマン・エミングハウス(一八四五〜一九〇四年)。ドイツの精神医学者。児童精神医学の先駆者。発達精神病理学を創設〔訳注〕。
(2) チャールズ・ロバート・ダーウィン(一八〇九〜八二年)。イギリスの自然科学者、地質学者、生物学者。進化論はあまりにも有名〔訳注〕。

さらに別の実践的な二つの流れについて書き留めておこう。一つは子どもの精神療法であり、もう一つは、母子関係に関する研究である。精神療法についてはフロイトに始まり、その後幾分フロイトとは異なる考え方の遊戯療法を創始したハグ・ヘルムート[1]の理論に引き継がれ、さらにM・クラインとA・フロイトが続く。L・ベンダー[2]の人形劇、モレノ[3]の心理劇もこの流れに含まれる。モレノの心理劇は母子関係の精神療法であるが、これは「小児自閉症」における母親あるいは両親の影響を明らかにしたカナーの報告と同じ年に発表されている。この流れは人格障害が、生物学的（L・ベンダー）あるいは母子関係あるいは世代間連鎖など、その原因について議論される中で、小児分裂病の歴史としばしばぶつかることになる。さらに母子関係の研究では、まずスピッツ[4]からデイヴィド・レヴィ[5]までの母子関係の研究、さらにボウルビィ[6]へ、ついにはハーロウ[7]のアカゲザルの研究にまで広がりを見せる。

（1）ヘルミオネ・フォン・ハグ・ヘルムート（一八七一～一九二四年）。オーストリアの精神分析医。児童精神分析のパイオニア〔訳注〕。

（2）ロレッタ・ベンダー（一八九七年～）。アメリカの精神医学者。ベンダー・ゲシュタルトテストが有名。治療的には人形を使い、外傷体験を再演させることを試みている〔訳注〕。

（3）ヤコブ・レヴィ・モレノ（一八九二～一九七四年）。ルーマニアに生まれ、アメリカで活躍した。心理劇、ソシオメトリーなど、心理劇による集団心理療法の技法、社会集団の分析的方法の創始者〔訳注〕。

（4）ルネ・スピッツ（一八八七～一九七四年）。ウィーンに生まれ、後半生はアメリカで活躍した精神医学者。臨床的研究だけでなく、実験的観察による幼児の発達研究を試みた〔訳注〕。

（5）デイヴィド・レヴィ。一九二〇年代にアメリカにロールシャッハテストを紹介した精神科医〔訳注〕。

（6）ジョン・ボウルビィ（一九〇七～九〇年）。イギリスの医師、精神分析家。母子間の絆研究の開拓者としても知られている（愛着理論）〔訳注〕。

（7）ハリー・ハーロウ（一九〇五～八一年）。アメリカの心理学者。親から離れたサルがスピッツやボウルヴィが人間の幼児で観察したのと同様の行動を示すことを見つける〔訳注〕。

ポステルとケテルの『新精神医学の歴史』の中で、チエリー・ギネストは、十九世紀初めのピネル[1]、エスキロール[2]、イタールの考えをつき合わせ、その中に子どもの精神疾患に関して独創的な概念が見られると記載した。ところがイタールの還元主義的な方法では、医学哲学的な方法論が欠如していたため、治療教育的な見方からすると知的障害の子どもが実は大勢いるということしか分からなかったのである。この袋小路を打開したのが、知能検査を開発し、重度ではない知的障害児を指摘したビネーとシモン[3]だった。

(1) フィリップ・ピネル(一七四五〜一八二六年)。フランスの精神医学者。フランス革命期に精神病者に画期的処遇を行なっている〔訳注〕。
(2) ジャン・エチエンヌ・ドミニック・エスキロール(一七七二〜一八四〇年)。フランスの精神医学者。ピネルと共に十九世紀前半に活躍し、モノマニーを記載〔訳注〕。
(3) テオドール・シモン(一八七二〜一九六一年)。フランスの精神科医。知能検査をつくるにあたってビネーに協力している。フランスで最初の精神科看護学校をつくった〔訳注〕。

児童精神医学の中心にあった疾患と言えば、それは小児分裂病である。ヘラーとサンクテ・デ・サンクチスの研究に始まり、ついで小児の精神病についてドイツ(リュッツ、一九三七年)で研究が進み、さらにアメリカでの研究(ポッター、一九三三年・ルイザ・デスパート、一九三〇〜三七年)が決定的な役割を果たし、人生の早期に出現する「小児自閉症」の研究へと導かれていった。一方フランスでは、児童精神医学そのものはそれほど注目されておらず、CMPP(医学心理教育学センター)と児童精神医療区(セクター）で、問題行動の見られる小児期の子どもについて研究されていただけである。

M・ポロとA・ポロの共著による『精神医学マニュアル』（一九八五年版）の中で、「児童精神医学」の章を執筆したのはクレマン・ロネである。この章の冒頭で児童精神医学の研究史を要約しているが、紙面の大部分を「異常」の症候学に費やし、疾患の症候学についてはほとんど書いていない。「子どもの神経精神医学」（神経疾患と精神疾患の両方を含む）という言い方は、子どもを「修正すること」と「理解すること」の必要から生まれた。まず知的障害児を治療の対象になるように「修正すること」にしたのである。次に非行児を対象にするときには「理解すること」が要請された。「理解すること」はビネーやピアジェの仕事から始まり、子どもの心理的構造に光を当て、二人の研究で理解された事柄に基づいて、精神分析が精神療法的な治療を可能にしたのだった。そのため子どものための精神医学的治療方法が医学的というよりも心理学的になっていき、成人に見られる精神疾患が子どもの場合には例外的なのだと考える傾向になっていったと、彼は断言している。このように歴史を通して、「理解すること」から、病気の概念が異常性の概念と入れ替わりながら、子どもの精神病理学が確立されていったのである。

5 歴史を書いた人びと――D・J・デュシェ、L・フォルノ、J・ノシュピッツ

児童精神医学の歴史を、D・J・デュシェ、L・フォルノ、J・ノシュピッツの三人が著している。三人のアプローチの仕方が異なるのは、そのタイトルを見ると分かるように思う。D・J・デュシェは

『児童精神医学の歴史』、L・フォルノのタイトルは『子どもと児童精神科医、歴史的アプローチ』、J・ノシュピッツは『子ども時代と児童精神医学の歴史』である。

D・J・デュシェ――『児童精神医学の歴史』(一九九〇年)。四〇〇頁を越える浩瀚な本の全体像は、時間的な流れに即して章立てがなされ、ある意味で児童精神医学が進歩しているような印象を与える。各章ごとに見ると、「十九世紀:最初の一歩」、「十九世紀における旧弊と現代性」、「現代の夜明け」、「児童精神医学(La pédopsychiatrie)、総合的理論」といった具合である。

児童精神医学は、知らぬ間に、歴史的に固定概念となっているものと一線を画さなければならない大きな困難を抱えていた。それは、「子ども時代」についてであって、これまで歪曲されていたので、これを訂正するか覆い隠すか、あるいは現実的に扱わなければならないものであることを、この本は見事に示している。「子ども時代」が、歴史や政治によってさまざまに歪曲されたため、時代錯誤的に施設収容主義がわき起こっていったのである。

このような歴史的記述に、教育から収容まで、治療教育から非行児童の矯正まで、児童相談から精神分析まで、さまざまな療法から服薬まで、すべてがその対象となり、本来ならそれぞれの分野が限定され、その中でカテゴリー化や分類がつくられていかなければならないのだが、何もかも取り込んでしまったので、とどのつまり真に科学とはなり得なかったのである。

リュシアン・フォルノ――『子どもと児童精神科医、歴史的アプローチ』(一九九三年)の記述を読むと、さまざまな思想の流れが理解できる。十九世紀以前にすでに聾啞、盲の子ども、それに十九世紀になると「子ども時代の処遇」と呼ばれるものから見放された子どものための施設がすでに出現していたこと、そして十九世紀の「処遇」が二十世紀へと受け継がれ、四つの潮流として描かれている。それは、ペスタロッチ、フレーベル、マリア・モンテッソリなどの教育家、フランシス・ゴールトンなどの哲学者、医学からの眼差しではイタールとブールヌヴィル、それに収容学校と呼ばれ幼稚園と同じような保護的な場所の用意である。彼はさらに続けて二十世紀の児童精神医学の歴史を二五年ごとに四つの時期に分けて、思想の時代、改革者の時代、制度の時代、行政の時代と名付けている。

一九〇〇年から一九二五年――この二十五年間ではA・ビネーの心理学、特殊教育学、精神科クリニック、フロイトの精神分析が同時期に始まっている。

一九二五年から一九五〇年――児童精神医学が正式に発足し、ピアジェやワロンの発達心理学が台頭する。同じ時期にアメリカではカナーの論文が発表され、スイスではトラマー、フランスではミショーやユイエの論文が発表されている。小児分裂病の概念は次第にカナーの自閉症記載に移っていく。

一九五〇年から一九七五年――この時期は制度の時代である。フランスでは精神医療区（セクター制）のもとに治療が実践され、それぞれの分野（心理学、教育学、精神分析）が独自に発展していく。

一九七五年から二〇〇〇年――二十世紀最後の二十五年間は行政の時代であり、精神を安定させ適応させることが、臨床の知に取って代わるのである。

J・ノシュピッツが編集責任者になった『児童精神医学ハンドブック』は、一九七九年に出版され一九八七年に再版になっている。この本で述べられた内容を発展させた『子ども時代と児童精神医学の歴史』の中に児童精神医学の概念が書かれている。彼によれば、児童精神医学は二十世紀に誕生したのである。アングロ・サクソン系の言い方では狂気（モズリー）であり、フランスではモロー・ドゥ・トゥールが一八八八年に出版した『子どもにおける狂気』というタイトルがついているように「狂気」という言葉が使われていたが、「児童精神医学」という表現を最初に用いたのはM・マンハイマーであって、それは一八九九年だったとノシュビッツは指摘している。

彼によれば、もし児童精神医学の誕生を十九世紀だと考える人がいるとすれば、それは子どもに対する眼差しが教育学的あるいは哲学的な態度に関係しているのを、医学的だと思いこんでいるからに他ならず、教育に対する省察はあっても児童精神医学は混沌とした状態にあったのである。むしろ彼の関心は、二十世紀初頭から始まる児童精神医学がどのようにしてその姿勢、法的装置、精神性の変化、政治的あるいは世俗的な行動を生み出してきたかに向けられた。

このように眺めていくと、児童精神医学の歴史へのアプローチには二つの方向があったことが分かる。しばしば指摘されているように、十九世紀に始まる「異常な子ども時代」、つまり知的障害に関する研究から始まり、この方向にさらに精神分析の登場と教育学や心理学の進歩が相俟ってアプローチが統合されていき、一つの科学的分野になっていったのである。児童精神医学における論文は十九世紀の最後の十年間に数多く発表され、外国でもフランスでもその内容は多彩であり、その多くが一つの医学の分野を構築しようとする方向性を記述した論文であった。そして児童精神医学の誕生がいつであったかという議論はつねにあるのだが、フランスではユイエに代表されるように一九二〇年から一九三〇年代、アメリカではカナーから、あるいは二十世紀初頭から、さらには「小児自閉症」の記述された一九四三年が挙げられたのである。

第二章　問題提起

児童精神医学は、実際の子どもに関わっているのではなく、われわれ大人の投影を映し出すある種の神話、「子ども時代」に関わっているように思われる。子どもは、「子ども時代」に、フィクションを人格化する役割を担い、われわれ大人はそのフィクションの中に、希望や郷愁、さらにはそうした感情を綯い交ぜにして持ち込んでいる。われわれ大人は、子どもを操作し、保護し、あるいは子どもから自分の身を守ろうとし、さらには子どもをモノのように扱い観念的にしか理解しようとしないとすれば、それは、一人一人の子どもをかけがいのない存在と認め、その存在を尊重しながら寄り添っていく児童精神医学とは相反するものである。

この章では、子どもに関する八つの問題を提起しようと思う。子どもの問題をそれぞれ違った面から取り上げ、詳細に検討するつもりだが、問題によっては断片的にしか論じられないものもある。

I　八つの問題提起

1　第一の問題提起：人間になること

子どもは動物と異なり、それがあっという間であれ、あるいはゆっくりと時間をかけてであれ、どのようにして人間になっていくのだろうか。子どもと動物の違いは何か。ここでは、言語の獲得と知的発達が中心テーマである。イタール（そしてさまざまな野生児の研究）、セガン、ブールヌヴィルの考え方を検討する。動物の状態から、見かけ上は少なくとも人間らしく振る舞うようになるために越えなければならない段階とは何か（ウェルズ[1]の映画「ドクター・モローの島」で扱われたテーマでもある）が検討課題である。言語は、象徴化と象徴のために つくられたものにアプローチする上できわめて優れた記号と考えられるが、その言語を獲得できないとはどういう事態なのかが問題となる。

（1）ハーバート・ジョージ・ウェルズ（一八六六～一九四六年）。イギリスの著作家、小説家。社会活動家や歴史家としても多くの業績を残した〔訳注〕。

2　第二の問題：子どもの本質

子どもの本質が第二の問題提起である。子どもは善き存在として生まれてくるので、善き存在になるには好ましい条件を与えるだけで良しとしたルソーの考えは、その後の教育思想に大きな影響を与え、ペスタロッチからモンテッソリへ、ドゥリニーからフレーベルへ、そしてクラパレード、ピアジェの発達心理学にまで受け継がれていく。人類の理想とする素晴らしい世界を創りあげるためには、子どもが完成された人間になるように、われわれ大人は子どもに希望を託すのである。ところが幸福に到達するという一般的な基準を遙かに逸脱して、子どもたちをユートピア的世界で育てようとする試みさえ行なわれ、カリスマ的な人物が空間を支配し、子どもたちを閉じこめたのだった。そうした試みを検討すると、B・ベッテルハイムと彼のつくった学校（世俗的なものは排除され、なおかつ幸福の象徴として出現したキャンプ）、F・ドゥリニーと家出人たち、M・マノーニとボンヌイユの実験学校、A・S・ニイルとサマーヒル学校（マノーニが序文を書いている）などの名前が挙げられる。こうした人びとが創り出した空間は、子どもの問題の原因が精神医学的というよりも家庭にあるとして、そこから排除された者のための代替施設であった。いずれにしても生活空間を創出する運動が、解決策になり得たのである。

3　これとは反対の見方が第三の問題提起である

子どもは生来無邪気なのではなく、根っから悪い子どもとして扱われる。ここでは子どもを、キリスト教の宗教画にあるようなイエス、つまり純粋無垢な嬰児と見るのではなく、むしろ原罪の刻印をおされたユダのように見ようとすると言ったほうが良いかもしれない。子どもは生まれながらにして母親との近親姦、そして父親殺しという二つのエディップス的欲望の虜になっている。こうした子どもは、破壊的な対象関係をつくりやすい。S・フロイト、A・フロイト、M・クライン、その弟子のウィニコットらが、適応できるように社会化に向けて快感原則を抑圧した傾向を分析しようと思う。この精神分析的流れと、観念論的にではなく方法論的に症状の克服をめざす行動主義とを対置させてみる。

4 第四の問題提起は、障害をもつ子どもについてである

もはや病気の状態を問題にするのではなく、発病と体質についての考え方が競い合っている。退行した子どもたちを診察して、彼らがさまざまな外傷体験を受けてきたのではないかと最初に気がついたのは、小児科医だった。そのため、まだ心的外傷を受けず健康だと思われる子どもをきちんと保護する必要があると考えられたのである。それは子どもの権利宣言からドルトのラジオ相談にまで展開されていく。

とは言え、一般的に保護は両親のもとで行なわれるであろう。先祖と子孫に共通して見られる障害の研究、つまり世代間における障害の伝達を心理学的に説明したのは、他でもない児童精神医学である。現実の問題（孤児）であれ、保護の問題（養育不能と判断された親）であれ、家族から見放された子どもが問題を起こすことがないように、そうした子どもを保護する運動が奨励されていった。とくにアメリカ

ではこれが児童相談所の設立や、子どもの欠点を矯正し修復するための親の相談機関の設立という大きな運動になっていく。やがて親に対するシステマティックな治療や家族療法がこれに取って替わるのである。

5　第五の問題提起は、理想の欠如[1]と私が名付けたものである

しばしば理想とは暗黙の了解事項として扱われ、いわば理念的に満たされている完全さを意味するもので、反対に、理想の欠如とは何か埋め合わせなければならないものが欠如していることである。社会の領域においては、裁判所や矯正施設が扱う非行と矯正、あるいは精神の領域では精神病、つまり狂気とその不気味な力（例としてモズリーやモロー・ドゥ・トゥールが言う「狂気」）が例として挙げられる。

（1）理想：著者に尋ねたところ、「理想」は「人間であること」の意味だと語っている。そのように訳し変えようとかと考えたが、「理想」のままにしておいた。人間であるために何か欠如しているということだが、それの原因が精神疾患によることもあれば、非行などのこともある〔訳注〕。

精神医学的な見方を進んで受け入れていったのが、「親業」という流れである。異常性は、良き行ないという理念に照らして決定され、子どもについて用いられる言葉は、どれも似たような意味になり（嘘つき、泥棒、家出人、ふてくされ）、その後次第に科学的な表現になっていった。子どもを駄目にする種を取り除き、子どもが自分の行動をコントロールできず危険な行為をしてしまうのを防ごうとするのが、精神衛生からの視点である。要するに、子どもそれ自体は決して悪ではないという考え方である。こう

した考え方は、治療教育的で精神医学的、教育的、教育学的アプローチと見ることができるが、決して症状を検討しようとするものではなく、むしろ何らかの欠如したものを補うという考え方であった。

子どもは完全であることを望まれていると考えるならば、染色体異常や先天性疾患の子どもは、それに由来する脳障害による犠牲者とみることができる。染色体の研究や、優生学的判断による不妊手術から断種手術まで異常の防止（つねに話題となる）が、ダーウィンの従兄弟であるフランシス・ゴールトン(1)の研究対象であり、彼は一八七〇年頃に優生学を打ち立てる。生活不適格者に手術を施し、民族を改良しようとしたのだった。

(1) フランシス・ゴールトン（一八二二〜一九一一年）。イギリスの人類学者、統計学者、探検家、遺伝学者。進化論で知られるチャールズ・ダーウィンは従兄にあたる〔訳注〕。

子どもに何か欠格や欠如といえるものがあれば、それに対してこうした干渉を行ない、この干渉がまるで両親の責任で行なわれなければならず、しかも法的に規定されなければならないとさえ思われていたのである。

6 **こうした干渉、あるいは介入が、しばしば科学的評価によって正当化されること、この科学的評価が第六の問題提起である**

科学的評価に必要な観察や実験が行なわれ、子どもは科学的評価で判断され、人工的に細分化されていく。子ども自身の全体像を理解するよりも機能面の構成因子ごとに細かに評価されるほうが重要になっていくのである。ビネーが開発した評価方法は、知能を項目ごとに分解したもので、後にこれが子どもの評価を科学的厳密さと統計的数量化の方向に導き、このようにして中立的で客観化できると思われた方法が支配的になっていく。子どもは、評価される項目ごとに単純化され、潜在能力、操作的な能力、機能的な能力のうち、知識や行動からしか評価されなくなる。まるで実験室で子どもを細分化するような方法が、アングロ・サクソン系で目立った動きであった。子どもの全体像を評価することは問題にならなかったのである。知能指数のように、どんな実験対象でも「科学的」に扱うという名目のもとに、細分化されざるを得ない状況になっていく。科学的評価や研究は、病因の生化学的探求、精神疾患分類の確立、疫学的調査へと至る。

7 第七の問題提起はさらに根源的である

つまり子どもは子どもらしくなければならないと考えられ、しかも大人のミニチュアと見なされてきた。子どもの精神疾患分類、方法論的記述を、成人の精神疾患分類の基準に当てはめようとしたため、子どもは文字通り大人のミニチュアとなっていった。とくに薬物療法では大人と同じような治療方法が用いられ、さらにそのときどきに、症状に対して再教育的なアプローチが試みられた。その例がポッター の「小児分裂病」（一九三三年）である。

8　最後の問題提起は、普通の子どもとは違う存在、つまり「奇妙な存在として生きる子ども」についてである

　このような子どもは保護されなければならない。自閉症について一九四三年以来論議され、このような子どもを、まるで放射性物質を扱うように容器に入れ、その異常性を操作しなければならないと考えられた。形而上学的メッセージのような彼らの言語表現は人を惹きつけるものがある。そうした魅力と反感は隣り合わせにあり、ヴィクトールのすぐ傍に動物がいるとすれば、自閉症児の傍らには地上の生き物ではない存在がいると感じられるかもしれない。

　ここに示した問題提起をまとめると、子どもは人間化されていく存在、理想的な子ども、希望に満ちあふれた存在、いやそれどころか超越的存在として見られるところから、何かが欠如しあるいは危機を抱え、ついにはあらゆる手段を講じて対処しなければならない危険な存在まで、われわれはさまざまな視点から子どもについて考えるようになったと言えるかもしれない。子どもは、失楽園の象徴であり同時に再び見いだされた楽園の象徴であり（「真の生き方に最も近いのはおそらく子どもである」とアンドレ・ブルトン(1)は書いている）、素朴で荒々しい衝動を抱え、直截に語り、婚礼の傍らで讃歌を歌い、あるいは機械作業の傍らで手仕事をしてきたのだった。あらゆる場合において、子どもは、われわれ大人の欲望や牧歌的あるいは怪物のような同一化の集積場の中にしか、そしてわれわれ大人が直接に連れて行くことのできない世界との仲介者としてしか存在しない。そこでは、子どもはスポークスマンであり、財布で

あり、われわれの幻滅の補償であり、滅びることのない仲介者なのである。人間が不完全な動物として生き続けること、人間の未来が続くことを子どもが思い出させてくれる。さらには、子どもが教えてくれるものをわれわれが理解できるのも、子どもの発達をコントロールできるのも、幻想の未来に抑圧されても理想をモデルにして子どもの躾ができるのも、子どものおかげなのである。「ついに動物と人間のあいだに欠けていた連環を見つけた。それはわれわれだ」と言ったのはピエール・ダック(2)である。子どもへのこうしたアプローチも、空疎な文明化された薄っぺらな膜で覆ってしまい野生の動物性を明らかにしないのなら、子どもこそがその連環なのだと信じたふりをしているに過ぎない。「子ども時代」という名のもとに、このユートピアに子どもを押し込めることは、子どもを無力にしてしまうことである。つまり、「子ども」の精神医学が、他の多くのもの（青年期に関するさまざまな問題について、ここでは述べないことにしよう）の中から、一つの戦略しか作り上げてこなかったことがぼんやりと理解されよう。「児童精神医学」と題された中で問題となっている「子ども」とは、子どもについての問題だけかというとそうではない。「子ども時代」という考えには、つねにわれわれ大人の転移が見られる。それを認めたとき、子どもの問題がわれわれの問題ともなるのである。

（1）アンドレ・ブルトン（一八九六～一九六六年）。フランスの詩人、文学者、シュルレアリスト〔訳注〕。

（2）ピエール・ダック（一八九三～一九七五年）、本名はアンドレ・イザック。フランスのユーモリスト、俳優。フリーメイソンとしても有名。第二次世界大戦中はレジスタンスとして活躍した。本文中に引用されている「動物と人間のあいだ……」は、原文では「猿と人間のあいだ……」になっている〔訳注〕。

Ⅱ　児童精神医学の起源：野生児と白痴、人間になることの限界

1　イタール（一七七四〜一八三八年）

イタール[1]の後継者は不届き者である。なぜなら、イタールの師であり当時最も有名な精神科医であったフィリップ・ピネルの意見に異を唱えたこの若き医者の革命的な書物は、イタール自身さえ認めていない方向に焼き直されていったように思われるからである。[2]彼の方法は人間の感覚に基礎を置く感覚主義的で反デカルト的であり、治療不能な白痴といった診断に疑問をもっていたにも関わらず、彼は白痴の子どもたちに教育的訓練を施した先駆者として評価されている。この外科医は一八〇〇年（二十五歳）に王立聾唖研究所の医師になり、その同じ年に、アヴェロンのコーヌの森で発見された十二歳くらいの野生児に関心を持つようになっていった。

（1）ジャン・マルク・ガスパール・イタール（一七七四〜一八三八年）。フランスの医師、聾唖教育者。聾唖教育や精神障害児教育の先駆者として評価されている。彼の方法や教授教材は、後に障害児の教育方法として完成される。マリア・モンテッソーリは彼の方法を改変し、幼稚園から小学校までの健常児や障害児の教育現場で用いている〔訳注〕。

（2）巻末参考文献【1】【2】【3】【4】【5】【6】。

イタールは、一八〇二年の報告書の中で、アヴェロンの野生児にみられる白痴状態の原因を、教育の絶対的な不足と長期間にわたる人間社会からの隔離による当然の結果だと考え、そのことを彼自身の注意深い治療と「母親の忍耐力と優れた教育者の知性」を持つゲラン夫人の世話とで治癒可能であることを証明しようとしたのだった。ところが、いつの間にか、治療によって改善させることや、病因の仮説の正しさを明らかにすることが目的となっていったのである。

この少年は白痴だから親たちに棄てられた、とピネルは考えた。それに対して、イタールは、棄てられて一人で生きてきたために、「白痴」になったにすぎないと判断した。診断の不一致というよりもむしろ、ピネルとイタールのこうした対立は観念的である。

みずからを「医者・哲学者」と自認していたイタールの考え方は、ロック[1]やコンディヤック[2]の影響を視野に入れると理解できるかもしれない。イタールは次のように書いている。[3]「コンディヤックも言っているように、人間の観念における最も大きな基盤が、人間相互の交流[4]にあるとするならば、幼年時代にすべての社会性を奪われ放逐された人間が、白痴状態としか見えず獣性しか持ち得ないのは、議論の余地なく明白なことである」（慢性精神病、一九〇二年、六〇三頁）

（1）ジョン・ロック（一六三二〜一七〇四年）。イギリスの哲学者（医者）〔訳注〕。

（2）エティエンヌ・ボノ・ドゥ・コンディヤック（一七一五〜八〇年）。フランスの哲学者、聖職者。ロックから決定的な影響を受け、感覚論、経験論哲学を展開した〔訳注〕。

（3）巻末参考文献【7】【8】。

（4）コンディヤックは聾唖者の観察について描いたビュフォンを引用している。

十七世紀イギリスの哲学者（医者でもあった）ジョン・ロックは、デカルト的生得説に反対の立場をとった。彼は、人間の心は感覚から生み出された経験（感覚器が事物を知覚する）によって得られた第一観念を起源とし、それを素材として、作用によって合成された第二観念が組み合わさってできていると考える経験論を確立した。第二観念とは、認知、思考、疑念、信仰、理性、知性、意思などといった感覚から得られた経験の内省、つまり内的感覚に他ならない。フランスにおける最初の感覚論哲学者であるコンディヤックは、ロックのように第一観念と第二観念の推論から考えず、感覚は第一観念からだけ得られるとした。経験は、欲望の強さに由来する喜びと疑念に由来し、感覚器の中でも嗅覚、それに触覚を優位に置いた[1]（世界を発見する彫像の変容）。単純な観念から複雑な観念へと通過していくためには言語の働きが必要であり、この言語の働きこそが動物と人間を区別し、人間化（感覚と魂の付与）を完成させるのである。イタールはこれを証明するために、聞いたり話したりすることができるようになった聾唖の若者が、結局内省することはできなかった症例を挙げている。さらに、リトアニアで熊と生活していた十歳の野生児が、生後十八か月くらいまでに獲得できる表現能力しか身につけることができなかった症例についても報告している。

（1）コンディヤックは、自己の理論を証明するために無感無動の大理石像に嗅覚、聴覚、味覚、視覚、触覚の五官を順次付加し、石像内部の感覚変化をたどりながら、人間の精神能力のすべて、注意、反省、判断、推理、記憶を、感覚の変形とみなした〔訳注〕。

イタールがヴィクトール〔アヴェロンで発見された少年に、イタールが名付けた名前〕に実験的方法を行ないたいと考え、物理学の領域ならば偉大な天才と彼が認めていたニュートンの力学と同じように、コンディヤックの理論を「影像ではなく、実際の人間で」証明したいと思っていたのは間違いない。『アヴェロンのヴィクトールに関する初期段階での発達』（一八〇一年）の内容は、部分的に一八〇二年に書かれた『慢性精神病論』に取り入れられており、それは治療可能性に対する熱い思いに満ちている。イタールは一貫して機械論的理論の医者を糾弾し、みずからは啓蒙期の哲学から影響を受けた考え方を好んだ。「理性と狂気を分かつ境界、人間の道徳的な善と悪との境界は、ある面では医師によって、別な面ではモラリストによって、いわば偶然にそして恣意的なやり方でうち立てられたものなので、その境界は変化しやすい」（一八〇二年、五八〇頁）。「彼は動物でもなければ、白痴でもない。普遍的欲求との関係から見て、記憶、類推、判断、恐れ、欲望、嫌悪などの感情を持ち得ているかは証明されない。しかし、ただ唯一の違いは、人間を知性化する応用能力があるのは間違いない。くどくどと言うのは止めよう。言いたいのは、人間精神にとって必要にして充分なものをもってしても、その違いを決定できないこともある」（同掲書、五九八〜五九九頁）。

彼の文章から、ヴィクトールの夢想を投影していることに気づかないまでも、ヴィクトールと名づけた者への優しさ（これはイタールがヴィクトールに対して行なった恫喝、恐怖、懲罰を排除するものではない）で満ちあふれている（母音のOに反応した時）。次の五つの目的をもって道徳療法が展開されている。つまり、ヴィクトールを社会生活に触れさせ、それによって彼が穏やかになること、情緒的な刺激に対して感受性が反応すること、新たな欲求を刺激し周囲の人びととさまざまな形の関係を結んだ時に彼がどのように考えるかに注意し、繰り返し言語訓練を実施し、身体的欲求に対して、教えられたように単純反応を行なわせたのだった。

イタールは、四六時中ヴィクトールを観察し、幸せ、喜び、怒り、後悔、夢想、メランコリーといった感情が表現されるたびに、「この上ない喜び」に浸っていた。ところが感覚器官の感受性（とくに暑さや寒さに対する耐性）について、イタールはほとんど驚きを示さない。逆説的な言い方をすれば、この感覚主義者はまるで感覚器官の感受性を用のないものにしてしまうことに熱心であるように見える。彼はヴィクトールにまず正義の感情を持つように訓練し（場合によっては体罰まで用いた）、お腹をすかせてから食べ物を与えた（一般の食事）。ヴィクトールの仕草に、コンディヤックが「行動の言語」と呼んだものを認め、夢想家のように、「パパ」と片言で喋る子どもの姿を見ようとしていた。

ヴィクトールとさまざまな欲求のあいだには、日々次々と乗り越えなければならない課題が科せられ、徐々に象徴化を手に入れていく。つまり事物とその絵柄、形態、色彩、文字ではどのように表現するかなど、一対一の関係である。こうした試みは、しばしばヴィクトールの気持ちを萎えさせ、涙にくれながら泣き叫ぶのだった。しかし、イタールの報告では、「ミルク」という言葉だけはなんとか獲得できたとあり、これが最初の段階のハイライトであった。純粋自然状態で動物以下の状態にあった人間が、教育のおかげで獣性を乗り越え、その際に言葉の訓練を通して得られる模倣する力が、幼少期には最も重要であり、そこからさまざまなことを知りたいという欲求が生まれることが、このようにして証明されたのである。

『アヴェロンのヴィクトールに見られた新たな発達』（一八〇六年）は、初めの報告とは違う書き方になっていて、きわめて教育的で、イタールの落胆ぶりが描かれている。文章の調子は苦渋に満ちていて、ヴィクトールはまったく希望のもてない白痴ではないにしても、興味をそそる存在ではなくなりつつあり、せいぜい施設で働く者が持つ程度の関心しか持たなくなっている。イタールは、ヴィクトールを動物の最終段階に位置づけ、「植物人間」と呼んだのだが、この子どもの成り行きをきちんと思い起こさなければならない。

ヴィクトールは三つの発達構造を持っていた。

a 分化した感覚器官の発達──音の違い、母音を比較する能力、動物のような激しい大袈裟な笑いを押さえ込むまでになり、アルファベットと単語を視覚的に区別する能力、さらに触覚で感じ取ることができ、単純な味覚（飲料水）に喜んだが、繊細な香りを識別する能力は育たなかった。

b 知的能力の発達──ヴィクトールは具体的な事物の単語しか使うことが出来なかったが、イタールはモノの概念を比較する方法（たとえば、「本」という言葉で表現されるものをすべて並べて比較する）を使って、少しずつ教えようとした。短くなった鉛筆を使いやすくするために用具を用い、ついには粘土と糸で鉛筆を固定するといった工夫ができるまでになる。さらに部分と全体の概念、大きさ、色彩、重さ、などについて、さらに触れる、投げる、集めるといった行為の言葉を理解し、言葉をまねるようになっていった。だが残念ながら、簡単な言葉でもきちんと聞くという状態には最後までならなかった。

c 情緒的発達――ゲラン氏の死に際して、ヴィクトールには愛着や感受性、悲しみの表現が見られ、何かを失敗すれば気むずかしい表情になり、上手にできれば喜びの表情を見せ、イタールの心ない意地悪には憤懣やるかたないといった態度をとりながら、胸を締めつけられる様子を見せた。

ヴィクトールに起こった思春期の嵐について、イタールは二番目の報告書に書いている。荒々しい欲望、盲目的な本能、押し寄せる性衝動について述べる際に、ヴィクトールに対して優越感や精神の高邁さなどはみじんもなく、イタールはこの衝動に驚き、これを抑えるために入浴、瀉血、さまざまな訓練……を試みている。この領域に関して、教育者としての躊躇、社会的な批判に対する恐れからか、イタールは自分の行動を制限している。それは彼の意気地のなさとも受け取れる。あるいはこう言っても良いのかもしれない。孤独な独身者であるイタールは、性的なものを含んだ「野蛮さ」が赤裸々に表現されるのを前にして身じろぎしていると。

この若者の教育が、不完全な状態で終結を迎えるに至った原因について、まず聴覚器官や言葉が無効であったこと（うち捨てられていた状態が長すぎて訓練が出来なかったことによる）、次いで知的能力の発達も同様にあまりに使われていなかった時期が長すぎたこと、そしてイタールによれば感情面の能力は、ヴィクトールの度し難いエゴイズムだとしても、やはり教育の成果であるとしている。

それでも、視覚、触覚、味覚が機能していたので、彼の知的発達に役立ったこと、そして行動に関する言語だけでなく、きわめて初歩的ではあるが、思考に関する一般的なサインを獲得したことは、記憶にとどめておかなくてはなるまい。ヴィクトールは実際的な知識は手に入れることが出来たが、言語に基づく理論的な知識はほとんど獲得できなかった。このようにうまくいかなかったというのは、それだけ人間だけが持つサインとしての言語に認められる象徴が重要だからに他ならない。聾唖者の治療の専門家であったイタールが、ヴィクトールに象徴としての言語を教えなかったこと、あるいは少なくとも自発的にボディランゲージを行なうように働きかけなかったこと、さらに手話のように会話をする聾唖者とコミュニケーションを図るようにヴィクトールに勧めていないことに驚かされる。彼自身、この時期には熱心な言語治療者であり、四〇年のキャリアがあるにもかかわらず、言語の象徴性を理解していなかったために、「生来の聾者が身につけているランガージュ」という象徴の方法をヴィクトールに用いるように方向転換ができなかったのである。

野生児（ソヴァージュ）を「救済する（ソヴァージュする）」ことに献身的な人びとが皆そうであるように、イタールも成功する方法はただ一つしかなく、それを行なおうと躍起になり、まるでピグマリオンコンプレックス[1]（コンディアックの彫像に値する）、あるいはフランケンシュタイン[2]（この時代にはまだ書かれていなかったのだが）に、突き動かされたようにみえる。非人間的な外科学的治療を、聾者に良くなるからと希望を持たせて行なった行為は、生身の人間を使って実験を行なった傲慢さだけがあからさまになったと言わざるを得ない。新米の創造主に見られるように、失望に打ちのめされたイタールは、ヴィクトールを見放し、その悲惨な治療の日々は終わった。

(1) 人形偏愛症を意味する用語。心のない対象である「人形」を愛するディスコミュニケーションの一種。学術用語ではない〔訳注〕。

(2) メアリー・シェリーが一八一八年に出版したゴシック小説『フランケンシュタイン、あるいは現代のプロメテウス』の主人公フランケンシュタインがつくった人造人間のこと。この人造人間には名前が付けられていない〔訳注〕。

イタールは、そのスタンドプレイ的な治療（あるいは第二の報告書から読み取れるように、結果的に治療動機を正当化している）の罠にかかったのである。彼が行なった治療は、リンネが[1]「ホモ・フェルス」[2]（野生の状態にある人間）と名づけた、言葉を持たず四つん這いになって歩き、毛むくじゃらの生き物とのあらゆる接触を台無しにしてしまうものであった。稀にしか気づかれることのないこの特性こそが、子どもや野生児の問いかけの根底にある魅力なのだ。こうした子どもの外見に隠された獣性と、本来の人間性を併せ持った存在としてしか生きることができないがゆえに魅力的であり、その魅力は科学的研究や神話の題材となっている（例：巨人エンキドゥ[3]、人類最古の神話、ギルガメッシュの神話）。人間はつねに野生児の二重性に魅了される（例：ジギル博士[4]）。

(1) カール・フォン・リンネ（一七〇七〜七八年）。スウェーデンの博物学者、生物学者、植物学者〔訳注〕。

(2) リンネが野生人をホモ・サピエンス・フェルスとして生物分類体系の中に位置づけ(一七五八年)、その特徴を〈四つ足〉〈唖〉〈多毛〉としたことから、科学的論議の対象となった〔訳注〕。

(3) 『ギルガメシュ叙事詩』の登場人物でギルガメシュの無二の親友。ギルガメシュと同等の力を持つ存在として神々が創り出した。地上に降りたばかりの頃は毛むくじゃらの身体で、獣と同じように草原で草を食べ、知能は殆どなかった〔訳注〕。

(4) 一八八六年に出版された『ジキル博士とハイド氏』の主人公の名前。二重人格を題材にした代表的な小説。ジキル博士が薬を飲むことによって性格や容貌が変化する〔訳注〕。

それとは知らずに児童精神医学を確立してしまったイタールは、このようにして哲学的そして形而上学的に意味をもつ子どもの特殊性を、児童精神医学に盛り込んだのである。人間と動物はどのように違うのか。共通するのは何か。原罪以来人間は、モレル[1]の変質理論[2](一八五七年)に見られるように、脆弱な存在になってしまったのか。野生の人間は原始人なのか、あるいは変質した人間なのか。言語は人間に固有のものなのか、等々。こうした疑問について、すでにモンテーニュ〔十六世紀フランスの哲学者〕は次のように指摘している。(エセーⅡ、十二)

「ある子どもを完全な孤独の中において、一切の交際を遠ざけて育てたとしても(これはなかなか実行しがたい試みではあるが)、その子どもは自分の考えを表わすのに、何らかの言葉を持つだろうと思う。自然が他の多くの動物に与えているこの手段を、われわれにだけ拒んだとは信じられない。この子どもがどんな言語を話すのか知らなければならない。」

(1) ベネディクト・オーギュスタン・モレル(一八〇九〜七三年)。ドイツ生まれ、フランスで活躍した精神医学者〔訳注〕。

（2）巻末参考文献【9】。

ルシアン・マルソンの著作に、野生児五二例の調査報告が記載されている。[1]ヴィクトールを別にすれば、有名なのはニュールンベルグのガシュパルド・ハウザーとインドのミドナポールで発見されたアマラとカマラである。マルソン以後で最近発見された症例に、「天才」と呼ばれた少女の例があるが、この「天才」という呼び方に何やら命名した人物の思いが投影されているような気がする。ロサンゼルスに一〇年以上監禁され一九七〇年に発見された少女である。[2]この少女について詳しく調査しようという熱心な研究者たちに預けられた。イタールの時代と同じような疑問を解明しようと、さまざまな検査や再教育が矢継ぎ早に行なわれている。つまり、知的遅れは先天性か後天性か。後天性ならばすでに臨界点を越えているのか、どのような方法を用いても言語獲得は不可能なのか、調査結果に疑義を挿む研究者はいないのか、等々。研究者の色と欲との打算から、それぞれの研究者がみずから父親や母親の役割をとろうとし、あるいは躾や教育を施そうとし、「天才」にとって唯一の救済者を自認した研究者は、彼女を誘拐するに至り、挙げ句の果てに、補助金が無くなるとすぐに見放し、結局彼女はまったく言葉を獲得できなかった。文字通り野蛮な研究者たちに翻弄され、施設をたらい回しにされ、悲惨な虐待的状況が繰り返されたのだった。

（1）社会心理学者のルシアン・マルソンが、一三四四年発見のヘッセンの狼少年から一九六一年発見のテヘランのサル少年まで五三のケースまとめた。邦訳は『野生児の記録』中野善達／南直樹訳、福村出版、一九七九年〔訳注〕。

（2）巻末参考文献【10】。

スピッツの功績に先駆けて、二世紀も早くその予兆として出現したイタールのメッセージは、残念ながら充分に認識されていない。教育的な側面しか評価されず、医者にして教育学者および優れた心理学者の部分についてはまったく指摘されないままになっている。

2 エドゥアール・セガン（一八一二〜八〇年）

イタールよりもずっと若くヴィクトールの治療を共同で行なった教育学者のエドゥアール・セガンは、イタールに対して曖昧な態度をとり続けた。イタールの威光を利用しながら、そのくせ彼を論理的に批判し、彼の評価を教育学の面だけに限定してしまったのだった。[1]

（1）巻末参考文献【11】【12】。

一八三七年、イタールは医者としての名声を勝ち得つつも凋落に向かっていたこの時期に、一人の若い知的障害者を治療することをセガンは熱望していた。セガンの父親の友人であったイタールは、セガンの指導を行ない、彼と一緒にこの若者の治療にあたった。この頃、セガンは聾唖者の施設で助手の仕事をしながら、一八三八年にイタールが死ぬまで指導を受け、彼の死後エスキロールが後見となり、エスキロールと一緒に『十四か月間の治療のまとめ』という報告書を出している。その後、治療不能者の収容施設で白痴者のための講座を受け持つ。一八四二年に著した『発達の遅れた子どもたちの教育のための理論と実践』に書いた方法を実践している。その基本はまず簡単な運動、次いで筋肉を使ったやや激しい運動、さらに小さな板や木でつくった道具を用いて、単純で具体的に色彩や形態を識別する訓練を行なった。一八四二年、彼はビセートル病院に移り、そこで一八四三年の終わりまで「白痴者」の処遇に関わるように命令を受ける。一八四四年の終わりに、ビセートルを離れ自分で学校を開く。一八五〇年、彼は家族と一緒に、彼の著作がすでに有名になっていたアメリカに移住し、それから死ぬまで、北アメリカで白痴者の治療を行ない、白痴者の教育における先駆者と評価されるようになる。エデュアール・セガンが、イタールに恩義を感じていたとしても、自分の方法はイタールとは違うと、公の場で彼は言い続けた。『白痴者の精神衛生と教育』の中で、セガンの主張はきわめて明快であった。「イタールは、感覚教育の有用性をはっきりと理解していた（……）。しかし、彼によれば、感覚は精神の働きの最下位のものであって、観念が感覚とどのように異なるか、なぜ違うかについてはまったく理解しておらず、道徳が知性より優位であると考えていた。精神現象をこのように混ぜ合わせてしまったのでは、子どもを操作する可能性がなくなってしまうのである。たとえば、筋肉系の訓練から神経感覚系の訓練へ、感覚教育から概念の教育へ、概念から観念へ、観念から道徳性へと展開できるのに。」

この批判的な文章から、セガンの方法論は、筋肉系の訓練から始まり、人間や動物の仕草を真似て、そして神経系や感覚器系を運動で鍛える方法だということが、ぼんやりとだが仄見えてくる。彼の方法は感覚に依拠した筋肉系の訓練で改善を図り、その後、言葉へ向かい、色彩、形態へ、そして可能な限り読書、算数を行なわせるという構成になっている。

3 ブールヌヴィル（一八四〇〜一九〇九年）

最初は精神病者収容施設の擁護者、その後神経病学者、シャルコー[1]の弟子、左翼の政治家、医学雑誌『医学の進歩』の創刊者などの経歴を持つブールヌヴィルは、イギリス、アメリカ、ドイツ、オーストリアで白痴者のための収容所がつくられつつあることに満足していた。とくにヴァレとビセートルでの治療は目を覆うばかりの状態であったので、これを改善しようと政府に働きかけ、施設に学校をつくり、監護と教育を同時に行なえるようにした。（収容所の意味づけを科学的に行ない、家族から障害者を引き離すことを正当化したピネルのように）競争心や何かを手本にするというやり方に基づいて、「隔離は競争心に対して有効ではない」と主張したドゥラジオーヴ[2]を師と仰いだ。白痴者に関する彼の考え方[3]は、この時代に流行した変質理論を反映したものであり、詳細な観察から病理学的な遺伝負因のスティグマを探し、白痴を都合良く説明するものであった（たとえば、酩酊状態の父親がセックスをして子どもをつくったなど）。いくつかの徴候（とくに「チック」と呼ばれたり、常同的と呼ばれる行為）は、リボー[4]の心理学によれば、意欲の低下と結びつけられ、治療方法は対処療法的（甲状腺ホルモンが不足していれば、そのホルモン療法をするように）で、保護と教育が大部分を占めた。白痴児に対して施設職員と医師が連携して、早期の治療教育的な方法が良いと考え、医師だけが治療に関する監督ができることにしたのだが、施設職員もこの権限をしきりに要求したのだった。

（1）ジャン・マルタン・シャルコー（一八二五～九三年）。フランスの神経病学者。彼のヒステリー研究はフロイトやジャネの業績に結びつく〔訳注〕。

（2）ドゥラジオーヴ（一八〇四～九三年）。フランスの精神病医、子どもの精神病の治療・研究に関わる。サルペトリエールではてんかんや白痴児の病棟医長を勤めた〔訳注〕。

（3）巻末参考文献【13】【14】【15】【16】【17】。

（4）テオデュール・アルマンド・リボー（一八三九～一九一六年）。フランス心理学の建設に最も貢献した人の一人。記憶、意志、人格の異常に関する研究が有名である〔訳注〕。

この慈善家は、白痴児を自分に似ていると感じていたのかもしれない。「不幸である分だけより一層貴重な存在と思われ、そして程度の差はあれ、傍で見ていると普通の子どものように見えることもある」ので、ブールヌヴィルは、白痴児に分かり易くしかも快適な生活を送れるように努力し、慰めを与えたのだった。それがこうした子どもたちにとって幸福であったかどうかは別として。彼は白痴児の様子をデッサン（ダウン症児を描いたように）したり、医者、看護師、施設職員、教育者の仕事をより専門性と人間愛に満ちたものにするために努力し、教科書を書き、図書館をつくり白痴児の特殊教育に関するフランスの文献を集めた（彼はイタールやセガンの著作も刊行している）。

闘争心旺盛な彼は、病院の脱宗教化、妊産婦のための出産設備を整えるために尽力しながら、さらに精神障害のある子どもや性倒錯（性的異常）などの問題がない白痴児、治療によって改善した白痴児たちが勉強できる場所をつくろうと考えた。実際、こうした取り組みを行なってきたので、セガンと共に、特殊教育の先駆者の一人と見なされている。一八九二年に、施設の看護職員が付き添って通える教室を収容所の外につくろうとした。しかし、けいれん発作のある子どもは、どうしても家族が付き添うしかなかったのである（特別な集落をつくり患者や家族のためのコロニーを奨励した）。施設外での児童精神医学は、彼によってこのようにして初めて展開したと言えるかもしれない。彼の著作を読むと、収容所を人間的なものにすると共に、ＩＭＰ（医学・教育学研究所）の元祖と言うべきヴィトリの治療教育施設のような新たな処遇方法を見つけなければならないと書かれている。そこではセガンのやり方に従って、注意力、模倣力、娯楽、身体を使った訓練を盛り込んだ、より進歩的なプログラムを実施し、身体の機能訓練を目指し（栄養やぼけ予防も視野に入れ）、時に応じて感覚器官、知能の訓練や呼吸法なども取り入れ、それはまるで専門教育を思わせるものであった。

進んで子どもたちと関わろうとした進歩的医学者たちは、まずみずからを教育者でなければならないと思い、決して治療者とは思っていなかった。たとえば白痴児の言動を、野生児と同じように動物のようにしか認めなかったので、外貌は人間であるにもかかわらず内面的には放置されたままで、動物と変わりない状態にあると考え、人間性の萌芽を持たせなければならないと考えていたことも頷ける。基本的な考えを、いくつかの話し言葉に還元し、さらにそれを自由に話せるように、彼らにたたき込むことが問題なのである。人間に似ているが、結局動物でしかないということで、見せ物にならないようにしなければならない。白痴児は、思春期に入ったヴィクトールのように教育計画のモデルになることを拒否し、人間なら誰もが持っている野蛮さを何の仮借もなく表現する、それがわれわれにとって魅力的にすら見える。

精神障害のある子どもたちを治療する方法と野生児のそれとは違うのかもしれないが、実際のところ、良く似ているような気がする。多くの場合、「患者」は、世俗的な原罪とでも言うべき実験的な、そして強制的な再教育の対象である。社会との生き生きとした関係の中に戻すには、どのようなものであっても、非言語的な絵画や工作あるいは音楽などの能力を使って、出来事を語るのではないかという点に注意を払わなければならない。そうでなければ何をやっても無駄である。

Ⅲ　子どもは、生来善良で弱い：寄り添うことの問題

一七六二年、ルソーが『エミール』を書いたとき、それまでの子どもの教育に関する概念が、根こそぎひっくり返っただけでなく、教育運動の始まりを告げる革命的な内容が述べられていると多くの人びとが感じた。その内容の豊かさは今日まで影響を与え、しかもそれは、乳幼児と周囲の関係に関する最近の研究にまで及んでいる。子どもの教育についての命題となると、確かに先駆者としてモンテーニュやラブレーがしばしば引用され、彼らが書いた内容では、厳しい訓練や知識の蓄積はあまり取り上げら

れず、独自の経験や注意力、優れた人が啓発された知的好奇心がもてはやされていたのだが、ルソーはそんなものには無頓着で、子どもが自然な善良さを身につけているとしても、ひ弱で調和のとれた発達が期待できないと判断された時には、家庭教師をつけること、これについてルソーはさんざん非難されたとしても、それだけが必要だと考えていた。子どもは萌芽を持っている。だがそれはただの萌芽に過ぎないと彼は見ていた。

1　ジャン゠ジャック・ルソー（一七一二〜七八年）

ルソーの重要性は、彼が『エミール』の中で展開した教育論にあるのではなく、彼がすでに執筆した『新エロイーズ』『社会契約論』『不平等起源論』の中で指摘している原理の中にある。彼は「自然」と「存在」という混乱して使われがちな二つの言葉について、難解ではあるがかなり簡明に乗り越えた。ルソーは子どもの「自然の善良さ」について語るとき、自然の理法を考えている。成長するにつれて、機能が次から次へと表われるのは自然の理法であり、機能の水準が変わるたびに、均衡を図らなければならないので、「自然の善良さ」が「倫理的善良さ」に変わる方法を身につけるために優れた啓発をする人が必要になる。文明化している大人を人間と見なし、子どもはそうではないと思われていた十八世紀の思潮とは反対に、ルソーは、大人は存在せず子どもは存在すると仮定した。P・ブルジュラン(1)は次のように解説している。「この世に生まれてきたものは、充分に人間の本性を持っている。行動において、新生児は魂と肉体の絶対的完全性の統一体という純粋な存在であり、過去への憐憫も何らの欲望もない。能力においては、人間として認められるべきすべてのものを密かに保持している。新生児はすでに人間の尊厳を持ち、単純な身体の動きの中にも自由と責任をみることができる。自然が新生児を人間に託してきたのだが、子どもは欠乏の状態にあるので、われわれが子どもの弱さを放置すれば、子どもは奴隷にしかなれない。あるいはわれわれは新生児の自由を喜んで守るかのいずれかである」。

（1）巻末参考文献【18】。

ルソーは、子どもが均衡を取りながら発達するという概念を素描し、自然、いわばそれは成長であり、それを保護し尊重することで、後天的な獲得を可能にする経験を示してくれる優れたガイドが必要なのだと語る。教育と不可分な児童心理学への道筋を、このようにしてルソーは示したのだった。メーヌ・ドゥ・ビラン[1]が、つぎのように書いたとしても、それは間違いではない。ビランは『心理学の基礎に関する随想』の中で、『エミール』について次のように書いている。「この本（エミール）は、いわば人間の知能と精神の発達段階に関する実験的な心理学に類するものと思われる。心理学あるいは人間の能力がどのように形成されていくのか、そのシステムを理解したい。このシステムは、静的に人間の行動を見るのではなく、規則的な発達を遂げる子どもについて、知能の概念に関して基本的な考え方が良く示されている」。一七六二年に、ルソーはそれまで子どもについて考えられていた否定的な概念を打ち破り、子どもをひとつの存在として理解し、しかも発達の土台作りと発達原理を有効に活用すれば、子どもの発達は導かれると考えた。これは心理学の誕生と言えるかもしれない。

（1）メーヌ・ドゥ・ビラン（一七六六～一八二四年）。フランスの哲学者。『心理学の基礎に関する随想』（一八一二年）。意識の中心は努力という原始的事実にあると考え、その後普遍性を心理学ですべて説明するのは困難と考え、形而上学的人間学の立場に至る〔訳注〕。

ルソーの後に続く世代は、ひとつは教育学へ、もう一つは心理学へと二つに分かれはするものの、完全に二分されたわけではなく相互に交流し、二十世紀初頭のE・クラパレード(1)に見られるように、時にはこの二つが融合する。

（1）エドゥアール・クラパレード（一八七三～一九四〇年）。スイスの心理学者。教師は子どもから学ばねばならないという見地からジュネーブにルソー教育研究所をつくった〔訳注〕。

2 教育学の流れ

フレネ(1)、F・ウリー(2)の活躍、それに官民で「新教育」の実際的な試みがなされ、さまざまに蓄積され、この流れが現在まで途絶えることはない。新たなひとつの流れが十八世紀末に現われ、そこでは子どもは幸福な大人に、善良な市民になるように配慮されるべき存在であると考えられ、ペスタロッチが実践的でしかも理論的な著作を発表し、新たな教育学を切り開いた。

（1）セルスタン・フレネ（一八九六～一九六六年）。フランスの教育学者。革新的な方法で厳格な教育学を創り出した〔訳注〕。

（2）フェルマン・ウリー（一九二〇～九八年）。心理学を用い、制度的教育学をつくった。ラカンを初めとする多くの精神分析家と交流がある。フレネの教育学から多くを参考にしている〔訳注〕。

3　ヨハン・ハインリッヒ・ペスタロッチ（一七四六〜一八二七年）

チューリッヒに生まれ、五歳で孤児となる。神学を学ぶが、その後彼の研究対象となったのはルソーであり、みずからルソーの弟子を自認した。実際、ペスタロッチは人民の堕落と彼自身が呼んだものに立ち向かい、そして辛い体験から彼の教育学は生まれている。辛い体験とは、一七七四年から一七七五年にかけての冬の出来事で、この冬は例年にない寒さのため、捨て子、乞食、家出の子どもたちを迎え入れたものの、こうした子どもたちは預けられた農家で、さんざんな目に遭っていたのだった。最悪の状態に貶められている子どもたちにより良い人生を送ってもらうには、環境を変えるとともに、つねに安定した場所での保護と思いやりが必要だと彼は悟った。一七八一年に、ペスタロッチは（ラファテル[1]に懇願され）レポートの体裁で『リーンハルトとゲルトルート』を書き、一七八三年から一七八五年に大幅に加筆され、一七八七年に小説（この記念碑的な作品は、日々の教育と機織りなどの訓練を一緒に行なっていた第二回目の教育学的試みが失敗した後に書かれた）として刊行されている。この小説には、その後おとぎ話風に書かれた『寓話』（バール、一七九七年、一八〇三年）に見られる彼の改革者としての精神が良く反映されている。一八〇〇年に『人類の発展の歩みについての私の探究』を書いたときも、改革の精神が衰えることはなく、一八二六年に出版された『白鳥の歌[2]』（一八一一〜一三年）では、ますますその精神は光り輝き、教育学に全身全霊で取り組んだのだった。子どもの教育は自然に根ざすべきであると繰り返しながらも、彼の考えは、ルソーに由来する「自然」だけではなく、それに「感覚的直観」あるいは「清明な意識」を混ぜ合わせたものに変化していく。この清明な意識が、ひとたび認識される（あるいは獲得される）と、「それは人間の体質や関係性などすべてを含む」という命題によって、一般的な自然の理法へと向けられ、人間は自己の個性にとって最高の状態になる時に精神は完成されると考えた。創造力はつねに自然の中にあり、言葉はその伝達手段に他ならない。一八〇一年に、編集者と友人のH・ゲスナーに宛てた一四通の手紙で構成されている『ゲルトルートはいかにその子らを教えるか』の中で、ペスタロッチは自分の方法を事細かに分かり易く説明している。方法はきわめて直感的であり、教えるべきことを単純な要素に分解し、子どもが理解しやすいものに変え、それが子どもの経験に適切な素材となることが重要であり、子ども自身の内面に吸収されるようにしていく。（理解し得る）直観には言葉、形態、数の三つの要素があり、これらを基礎として子どもたちは具体的な経験を通して、言葉からは語彙、綴り方、言語が導かれ、形態からは大きさ、素描、筆跡が導かれ、数からは誤りのない結果が導き出される。一〇番目から一四番目の手紙を読むと、彼が「心の広いユートピア的理想主義者」であったことが分かる。彼は、自分が考えた方法を、倫理的規範と生活に根ざした宗教感情に結びつけ、宇宙の調和的観念に一致させていきたい、と述べている。一八〇一年にスイスのイヴェルドンに建てられたペスタロッチの学園は一九二五年まで続き、彼の豊富な経験と教育学的土壌はフランス、ドイツ、アメリカに少しずつ広がっていった。しかし、彼の思想が自国だけでなく世界中に広く知れわたるようになったのは、ドイツ人の弟子F・フレーベルの功績である。

（1）ヨハン・カスパール・ラファテル（一七四一～一八〇一年）。スイスの論理学者、作家。骨相学で有名〔訳注〕。
（2）巻末参考文献【19】。

4　フリードリッヒ・フレーベル（一七八二～一八五二年）

父親はプロテスタントの牧師、試行錯誤の末、教育学に興味を持ち、十九世紀の初めにフランクフルトに設立されたモデル小学校で教師になり、ペスタロッチの元でイヴェルドンに二年間滞在した。ドイツに戻り、一八一六年にチューリンゲンのカイルハウに教育学研究所を設立し、感覚教育に根ざした教育方法と用具を考案し、これは「恩物」の名で知られているように、幾何学的な形態、紙を用い、運動能力、模倣や創造、それにお飯事などさまざまな方法を取り入れた。彼の主要な著作は『人間の教育』に収められている。(1) フレーベルによれば、教育とは教養を身につけさせることと学習することの両方であり、「人間を、その人が持っている十全の光に導くこと、つまり真の使命を理解し、自発的にそして何者にもとらわれることなく、それを行なえるように導くこと」が教育の目的である。彼の著作を読んでみると、ルソーの考えと共に時代に先駆けて進んだ心理学的な考え方に触れることが出来る。「子ども時代」は、すべてを被っている霧を払い除ける光、つまり言葉なのであり、それによって徐々にすべてが明確になっていく。「つまり子どもが、ある対象と他の対象が明らかに異なり、そうしたものが多種多様に存在しているのを感じること」、そして感覚によって「外的なものを内的なものにし、あるいはその反対に感じること」、フレーベルにとっては、それが事物と精神とのあいだに完全な適合を認める場合であった。そこから言語を用いようとする試み、感覚の発達、内的世界を外的世界と結びつける努力が生まれ、これこそが初期の教育を成立させる土台である。「その時から子どもは、すべてが表現される以前に学ぶ」。ひとつひとつの方法が、「教育的自律」という理論から生まれ、絵を用いてできるだけ分かりやすく示され、教育にとって真に対象となるものを発見し、自由な人間存在は、内的世界の自立性の原理に基づいて発達するときにのみ真の存在となる。その内的世界は、孤立した個人ではなく、人間世界であり、歴史と文化の世界なのである。

（1）巻末参考文献【20】。

ペスタロッチからフレーベルに至るまで、その方法の基本的原理、つまり感覚的直観、寛容さ、安定して成長するための寄り添いについて、ほとんど検討されないまま、多様な形をとりながら世界中に展開されていったのだった。

5　ジョン・デューイ(1)（一八五九～一九五二年）

十九世紀の終わりにシカゴ大学の心理学の教授になり、その頃はまだ教育法に心理学的な知見が充分に利用されていないと考え、心理学的方法を教育学に導入し、一八九五年にシカゴに実験学校を創設した。心理学の学問成果とフレーベルの考えを取り入れ、子どもの実体験や問題行動をこれまでどのように解決してきたかを考えるのが彼の方法なので[2]、まず問題を解決可能なさまざまな面から検討を加え、最も有効な仮説を導き出したのである。彼の方法は、力動的な人間存在に適用される行動的な方法であり、さまざまな領域で応用され、とくにアメリカで生き続け、デューイの後継者はかなりの数に上る。

（1）ジョン・デューイ（一八五九～一九五二年）。アメリカの哲学者、教育学者、心理学者。機能心理学に大きな足跡を残した〔訳注〕。

（2）巻末参考文献【21】。

6　マリア・モンテッソリ（一八七〇～一九五二年）

彼女こそが、子どもと環境の相互作用における構造的な効果について、最もシステマティックに革新的な考えを提出した人である[1]。彼女の仕事は一九〇七年に始まる。まず、ローマの貧民街に「子どもの家」を創設し、次いでこれを各地につくり、遠くはインドのマドラスにまで広げ、彼女が心理教育と名づけた実験科学的な「科学的教育学」には、宗教原理、そして霊的理念が基盤になっている。「自然」（理想の総体として仮定されている）の法則、宇宙の法則、子どもの「自然な」発達の法則に従うことこそが重要なのである。そのためには、まず獲得すべき概念や機能、理解すべき感覚世界の性質、身につけるべき知的操作を、それぞれバラバラに分解しなければならない。色彩、ものの大小、重さ、形態から、文字、数字、リズムといった要素にまで一つ一つ分解し、あるいは人為的に分析するにしても、世界を評価することを教師から教えてもらうことと、子どもがみずから自然環境に向き合うことは同じではない。事物（たとえば色彩だけが異なる）から出発して、段々と難しくなっていくような課題を、彼女は子どもたちに与えた。子どもたちは自発的（何度も繰り返し試みた）に、「自由に」、そして段々要領よく、さまざまな知識のカテゴリーを発見していった。手は、触診するように動き回り、さながら世の中の知識をつかみ取ろうとする器官である。「子どもたちには、頭で考えるよりも手を動かす課題を与える」必要がある。子どもに対して、これまで教育は抑圧的であったことを批判しながら、子どものうちに「崇高な子ども、イエス・キリストの小さき同胞」を見るべきだと主張している（一九四九年、七四頁）。彼女は外から押しつける考えに対して戦い（むしろ内的な自発的行動を推奨した）、テーブルに座ることから始める筋肉トレーニングを嫌い（空間や道具を用いる方法を採用した）、大人しくさせること（体罰でコントロールする）やご褒美と罰を彼女は否定した。

（1）巻末参考文献【22】【23】【24】。

モンテッソリは、絶えず「自由であること」という言葉を用いていても、無秩序や野生の状態に戻ること、そして猥雑な描画を軽蔑している。「自由であること」には調和がなければならないので、装飾的で幾何学的な描画は認めても、想像的なファンタジックな描画はほとんど認めなかった。すべては子どもの「何もかも吸収する精神」が大前提なのである。子ども、それは「精神的萌芽」であり、環境から年齢相応に必要なものを吸収し獲得できるのは、遺伝によって伝達された「ムネーメ」、つまり「生命の記憶」の中に貯蔵されている内的感受性によるのである。このようにして初めて、個々の人間がその文化の中で特別な人間になる。世界と接触した瞬間から、つまり出生時から新しい教育が創造され積み上げられなければならないのであり、モンテッソリはこれまでの教育学とは反対に、あらゆる年齢層に適応できる方法を創造したと自負している。彼女は言語習得についても論陣を張り、文盲をなくす運動を行ない、読書に先立って書字の練習をすることに反対したのだった。

知能に障害のある「精神薄弱者」（彼女は精神薄弱者の施設長であった）について、その教育は同じ原理に基づくが、精神薄弱者は無感動であって、したがって持続的に刺激を与え、散漫になりやすい注意力を絶えず喚起する必要があると考えていた。

イタールやセガンの系譜に連なると自認しているモンテッソリは、それまでの教育者の仕事を変えたのは明らかであり、教育者が子どもの衝動性を世界に適応させ、しかもそれによって子どもが成長しながら変化していくと考えたのである。こうした考え方には、二つの前提事項が必要である。一つは子どもの本性が普通であるということ、そして二つ目は子どもの自発性が必ず認められるということである。発見されるべき本性、それは適切な条件下で子どもと世界とのあいだで制御され、変化していくものであり、これによって子どもは自分を中心として周囲にある人工的な宇宙を「自由に」理解できるようになる。それ以外にも、世界にみずからをありのままに開示することであり、環境と上手く付き合い、人間というコスモスの穏やかな世界をつくるために、大地を耕すことも考えていた。

イタールは言語を獲得することで野生児からの脱却を図ることを目的として、実験的な研究所を創設し、そこで社会に適応させるために努力した。モンテッソリは子どもたちの集団のまわりに一つの世界を創造し、人為的な環境ではあるが実験的につくられた世界のほうが、現実の世界からよりも多くのことを習得できると考え、彼女が構想した「コスモス的な場所」のほうが、調和のとれた使い方ができると考えた。こうして学校という場所（彼女の弟子たちにとっては家庭であったかもしれない）をユートピア的な避難場所に変容させ、その精神のもとに彼女が考えた世界を生徒たちは再創造したのである。

教育者たちが拠り所とした原理は、とりわけフレネに見ることができる。フレネは、まず普通の学校で、アクティヴ・メソッドと行動変容を基本とする教育を実践しようとしたが、画一主義になるのを嫌い、独自の方法を開発するために自分で学校をつくろうとした。こうした経験は公教育で部分的に取り入れられたものの、治療教育は個人を対象にした再教育の視点からしか実現されなかった。

7　ブルーノ・ベッテルハイム（一九〇三～九〇年）

ベッテルハイムについて、ここでは、シカゴの知的障害児の訓練教育施設について提起したことだけを扱うことにする。[1] ダッハウ強制収容所、そしてブーヘンヴァルト強制収容所に送られたために（一九三八～三九年）、彼はそこで自分の運命を受けいれている人びとに出会うことができた。収容所に入れられた人びとは、ナチ親衛隊員の姿を心に焼きつけ、自分自身が一個の人間であるという感情を失い、外的世界への関心はすべて現実に対する不信感の中に埋没し、情緒的にも、身体的にも、感覚的にも麻痺していった。こうした人びとと自閉症の子どもには共通するところがあり、それは一方では極端な状況に置かれ、もう一方ではもはや存在しない親の欲望に支配されていると、彼は考えたのだった。治療をする際には、子どもと両親を完全に分離し、学校が親と子どもを会わせた方が有益だと判断したときだけ会わせるのが良いと主張している。面会をもっと望ましいものにするために、「破壊的な」環境を変える必要があり、ベッテルハイムの許可がなければ、親たちは子どもにどのような接触も出来なかった。教育訓練士と看護婦が、ベッテルハイムの指示のもとに親代わりとなり、ベッテルハイムの役割は過去の外傷体験に結びつく問題行動の意味を解読し、親から拒否されることで「自分はいない方が良い」と考えてしまう子どもたちに、生きる意味を教えることであった。二つの競合的な環境での接触という設定をベッテルハイムは用いながら、親が子どもを治療者に預け、治るかあるいは子どもがもう何もしない状態になるまで施設に置いておくようにした。

（1）巻末参考文献【25】。

8　A・S・ニイル(1)（一八八三〜一九七三年）

他にも子どもの理想郷とでも言うべき場所をつくろうとした人物がいた。それは精神分析家のA・S・

ニイルであり、彼は一九二一年にサマーヒル寄宿学校を創設し、その内容が本になり一九六八年に爆発的な売れ行きを示した[2]。何も束縛もなく、集団による決定をせず、遊び、演劇、音楽、スポーツの可能性を語り、愛情のプレグナンツ[3]や無理強いしない学習について述べている。非指示的で括約筋的あるいは性的な抑圧をしないことで、子どもは生来の善良さを自然な形で表現できるようになる。普通であれば、子どもが悪魔になる傾向などありはしない。規則に縛られず抑圧されないことで、正義とは何かを認識し、子ども自身が自由闊達に喜びに満ち健康になり、最終的には良き社会に参入できるとした。

(1) アレキサンダー・サザーランド・ニイル（一八八三〜一九七三年）。イギリスの新教育運動の教育者。ドイツの改革教育運動の影響を強く受ける〔訳注〕。
(2) 巻末参考文献【26】。
(3) ゲシュタルト心理学の中心概念。最も単純で最も規則的で安定した秩序ある形にまとまろうとする傾向を言う〔訳注〕。

9 M・マノーニ[1]（一九二三〜九八年）

モード・マノーニ[2]のボンヌイユでの経験には、反精神医学の考えが染み込んでいる。所謂精神病質、知的障害、性格異常の子どもたちが生きていく場所の問題、つまり「狂気」の「行政による管理」を告発し、人種差別反対論者を自認する彼女としては、精神病者の収容所やその家族の居住する場所が制限されることが問題であった。教育訓練士夫婦（その子どもたちも一緒に）が中心となり、さらに「非専門家」であるボランティア（行政ではなかなかできない）や精神分析家も加わって、「実験学校」は一五人から一七人の子どものために半寄宿舎生活を提供し、これをモード・マノーニは「分散した」制度と呼んだ。その場所にいるあいだナイトケアだけを受けることもあれば、近くのアパートに泊まる、あるいは一週間に一〜二日だけ近郷の職員の家に泊めてもらうという試み、ドルドーニュの農家の何軒かに交互に泊めてもらうといった交流も行なわれたが、その中にはブルターニュ地方やセヴェンヌ地方のフェルナン・ドゥリニー[3][4]の家も含まれていた。反教育学的で革命的な教育の系譜に連なる精神分析家と、理想主義的な考え方に身を置く教育家とのあいだに、障害のある子どもたちとの交流から興味深い「生きるための装置」が創り出された。それは、われわれがすでに失ってしまった自然と、障害のある子どもたちが交流できることを目的としている。

(1) モード・マノーニ(一九二三〜九八年)。オランダ生まれ、フランスの精神分析家。ラカンの高名な弟子の一人〔訳注〕。
(2) 巻末参考文献【27】。
(3) 巻末参考文献【28】。
(4) フェルナン・ドゥリニー(一九一三〜九六年)。フランスの教育家。知的障害や自閉症の子どもたちの特殊教育を行なう〔訳注〕。

戦闘的な活動をするためにはネットワークが必要なのである。このモデルは、生活の場での持続的なダイナミズムを扱い、保護的、情緒的、家族的、教育的、再教育的、すなわち「社会的」であり「専門家的」なるものを、「共に生きる」ことの中で展開している。

一九二〇年にE・クラパレードは、ジュネーヴで『子どもの心理学と実験的教育学』[1]を出版した。この本は教育学よりも心理学的傾向が強いかもしれない。彼が言いたかったのは、教育者の技術について、「児童心理学からの知見による影響が今後ますます大きくなるだろうが、しかし子ども自身から得られるものの影響も大きい」ということである。彼の研究は、子どもの自然な傾向とそれをどのようにして発掘するか、そしてどのようにすれば子どもは自然に成長するかという点に向けられていた。彼は自分の考えを発表する前に、当時の世界各国において、児童心理学がどのような状況におかれているかについて報告している。その中で特記すべき事は、発達心理学会が設立されたことである。アメリカのスタンリー・ホール[2]が『就学時の子どもの精神』についての覚書を発表し、一九一一年の『教育における問題』の中では、子どもが成長するにつれて精神の変容が起きることを述べている。そのことと関係するのだが、「教育学」という言葉は、一八九三年にクリシャムが命名したことになっている。J・デューイは、教育学における時代の潮流について、子どものアクティブな面を発達させることと力動的教育学を確立するという点に関心が強まった時代だと論じた。しかし、概ねビネーにみられるように、子どもの発達よりも子どもの能力評価に関心が向けられていき（テーヌ[3]、一八七八年。エガー[4]、一八七九年。アレール、一八八四年。ドゥヴィル、一八九〇年）、知能検査はひとまず置くとして、心理検査法に関する研究が盛んに行なわれ、これに実験心理学の名称がつけられたのである。またドイツでも、さらにベルギーのドゥクロリ[5]、イタリアのM・モンテッソリの研究を見ても分かるように、心理学と教育学が混じり合い、遊びを重視し、子どもの本能に信頼を寄せ（フレーベル）、あらゆる強制的なルールを廃して、子どもをなすがままに自由にさせておくこと（モンテッソリ）がもて囃された。後に発達心理学と呼ばれることになるものを、次世代のピアジェやワロンが発展させたのであって、その基礎をつくったのはクラパレードである。

（1）巻末参考文献【29】。
（2）グランヴィル・スタンレー・ホール（一八四四～一九二四年）。アメリカの心理学者。十九世紀末から二十世紀初頭にかけての心理学草創期に活躍した〔訳注〕。
（3）イポリート・テーヌ（一八二八～九三年）。フランスの哲学者、批評家、文学史家〔訳注〕。
（4）ヴィクトール・エガー（一八四八～一九〇九年）。フランスの心理学者、科学論学者〔訳注〕。
（5）ジャン＝オビドゥ・ドゥクロリ（一八七一～一九三二年）。ベルギーの小児科医、心理学者。新教育を目指し、教育改革に取り組んだ〔訳注〕。

11　エドワード・クラパレード[1]（一八七三～一九四〇年）

医学を修めた後、彼が動物学に興味を持ったのは、精神生活における本能の重要性を研究しているうちに、動物の心理学が人間の心理学に役立つことを見出したからである。ルソーの考えに共鳴し、それを実践するために「教育的技術の確立と子どもの自然さを発掘する」ことを行なった。一九一二年に、ボーヴェ博士[2]と共同でルソー協会をジュネーヴに設立し、これが教育学研究所となり、現在はジュネーヴ大学心理学部および教育科学研究所になっている。スイスでは、彼の考えが広められ、通常の方法ではかえって悪くなってしまう子どものために特別クラスがつくられ、遊びを用いた教育や本来の資質を開発する試みが行なわれた。一九二〇年当時の精神病理学的方法で、子どもの病理に取り組み始めたが、精神病理学に興味を示したのはほんの僅かの期間にすぎない。と言うのも、やらなければならない二つの分野があったのである。一つは子どもを患者と見て、その症状を取り扱う医療的な分野、もう一つは心理学的分野であったが、前者について次のように語っている。「患者ではあるが正常な判断力を持ち、積極的な役割をとることができるような精神障害者の症状を明らかにしなければならない」。

(1) エドゥアール・クラパレード（一八七三〜一九四〇年）。スイスの心理学者、教育学者〔訳注〕。
(2) ピエール・ボヴェ（一八七八〜一九六五年）。スイスの心理学者、教育学者〔訳注〕。

12 ジャン・ピアジェ[1]（一八九六〜一九八〇年）

クラパレードの仕事を引き継ぎ、ルソー協会の会長になったピアジェは、独自の方法でみずからの研究を深化させていった。当初、彼の目的は、子どもの思考がどのようなものかを調べることであった。子どもの自発的な言語活動と、判断力や理性を推し量る根拠となる言語的応答から検討する方法で、七〜八歳の子どもを対象にしている。その結果、自発言語において独語が優勢なこと、判断が並列的であることを発見した。彼の研究では、七〜八歳の発達段階にある子どもは、他者の視点を無視し、コミュニケーションや意思表示の欲求を感じず、論理的思考を知らず、矛盾に関しても鈍感であることが明らかになったのである。この発達段階に特徴的な自己中心性は、前論理的な時期に対応していて、十一〜十二歳頃になると相手の立場を考えられるようになり、自己中心性は目立たなくなり、子どもは自分自身の思考から個性について気づき始める（一九二三〜二七年）。社会関係から見て、言語的、論理的、知的な面での自己中心性は、三歳から七〜八歳のあいだに見られる子どもっぽい思考に特徴的に見られた。『子どもの知能の誕生』（一九三六年）、『子どもの現実のとらえ方』（一九三七年）を出版したピアジェは、三人の子どもを詳細に観察し、一歳半頃に感覚運動的な知能が完成するという考えを発表した。子どもは誕生したときから、自動的に運動を反復して図式化あるいは統制化されていき、次第にさまざまな対象に同一化して、この図式を変化させ、時間・空間と対象を結びつけ、その対象と関係性に図式が合致するようになる。こうして、図式は徐々に複雑になっていき、一つの総体として図式的な構造を持つ。ここにおいて、同一化と組織化という二つの鍵概念が登場する。一九五三年、ピアジェの共同研究者だったB・アンエルダー[2][3]は、ピアジェが考えたシステムは「感覚運動化、具象化、形式的構造」の三つの段階に分けられると発表した。理論的に見ると、ピアジェは適応という概念を採用している。つまり、「生きるのに必要な知能は適応であり、これは同一化と適応との均衡であり、知能は環境と同一化するかあるいは環境を組み込み、環境の影響を受け変化する、いわば順応することに他ならない」。適応に内面の組織化が対応する。そうして知能の発達に関して、調整機能である組織化、論理的結果としての同一化、説明機能の適応という三つのメカニズムが明らかにされた。「情緒」についてピアジェは検討していない。彼の研究の特徴は、子どもを発達途上で必要な知識を獲得しながら、組織化と知性化していく存在とみたところにある。

(1) ジャン・ピアジェ（一八九六～一九八〇年）。スイスの心理学者。二十世紀において最も影響力の大きかった心理学者の一人。知の個体発生としての認知発達と、知の系統発生としての科学史を重ね合わせて考察する発生的認識論を提唱〔訳注〕。
(2) 巻末参考文献【30】。
(3) ベルベル・アンエルダー（一九一三～九七年）。スイスの発達心理学者。ピアジェの共同研究者として有名。共同研究は五〇年に及ぶ〔訳注〕。

13 アンリ・ワロン[1]（一八七九～一九六二年）

内容の豊富な論文を手短にまとめるのは難しいものだが、ワロンの業績を簡単に紹介するのもまた然りである。医学、精神病理学の領域で、まず彼が行なったのは、「解釈に基づく迫害妄想病」に関する研究（一九〇九年）、次いで博士論文では『子どもの精神運動の発達に関するその段階と問題』（一九二五年）を書いている。当初、彼の関心は意識の問題（一九二〇～二一年）に向かっていて、伝統的な内観心理学の方法に反対の立場をとり、意識を客観的に研究するためには、外的なものから出発しなければならないと考えていた。意識の問題を生物学的に研究するために、かなり早くから子どもの発達に注目している。一九二五年の博士論文では、障害のある子どもに関する研究を行ない、子どもの精神運動の発達に関して四つの初期段階を構想している。それは、衝動、情緒、感覚運動、投影の四つの段階で、それぞれの起源とその発達に沿って進展する水準を明らかにした。彼は情緒の概念を拡張し、「その役割、機能は最も組織化され内面的な個々の反応を結びつけることであり、それが融合する場合には、結果として対立と二重化されることが多く、そのため徐々に意識の構造が明らかにされる」と結論づけた。ワロンの概念はほとんどこの表現に集約されている。精神生活の基盤となる感情は、その後の発達過程において、認知や知能より上位の精神活動によって次第に創り出されるようになるが、しかしながら、精神生活にずっと必要なものとして存在するのは感情であると考えた。ワロンのもう一つの重要な研究として、感覚受容器の内的、外的、中心的なシステムがそれぞれ異なっていることや、発達と関連しながら形成される身体意識という概念を呈示し、それは子どもの体格のそれぞれの段階を「身体の独自性」という概念で決定されるとしたことである。三歳頃になると、子どもは自分にとって見知らぬものに向き合うと、自分の一部であると主張することが難しくなってくる。これは十八か月頃から始まり、象徴により獲得される自我意識である。この段階になると、擬人化の段階が始まり、知的発達の可能性が見られ、これが次の六～十一歳の段階になると、模倣と象徴とのあいだに展開する弁証法的関係の進展によって、認知空間（同時に身体意識を磨き上げる）から獲得された精神的空間が出来上がり、そこで「集合、分類、認識を明確に」意識できるようになるとした。ワロンの貢献は、人間は還元されたイメージしか持つことができないことを指摘したことである。彼の著作で最も重要なものは『子どもにおける思考の起源』[2]である。

(1) アンリ・ワロン(一八七九〜一九六二年)。フランスの精神科医、発達心理学者。一九四八年にパリ大学の心理学研究所の所長となる〔訳注〕。
(2) 巻末参考文献【31】。

14 アーノルド・ルシアス・ゲゼル[1](一八八〇〜一九六一年)

一九二五年、彼の初期における重要な研究『幼児の精神発達』が出版され、その中で正常発達の児童について研究を行ない、最終的には、研究所長や教育学者として取り組むことになった病的な児童と比較している。この研究以降一貫して、彼は発達に関する研究に取り組み、一九四三年から一九五六年のあいだに、『子どもの行動、誕生と発達』(一九三四年)、『誕生後の五年間』(一九四〇年)、『発達診断』(一九四一年)の三部作を完成させた。ゲゼルが定義した年齢水準とは成熟度であり、評価のための指数であっても決して固定的なものではない。彼の考え方はかなり柔軟で、成熟は子どもそれぞれに備わっている独自の特徴を作り上げているいわば一つのシステムであり、成熟の「諸段階」が有効に活用される。これを起点として、ゲゼルは、かなり複雑ではあるがきわめて魅力的なシステムを練り上げた。残念ながら、ここでは詳しく検討する余裕がない。彼が作った発達検査が、他の検査に比べて抜きんでて優れているばかりでなく、成熟の力動という視点に最も近いところにいた、と指摘するだけで充分であろう。

(1) アーノルド・ゲゼル(一八八〇〜一九六一年)。アメリカの心理学者、小児科医。子どもの発達研究の分野のパイオニア。邦訳に『学童の心理学――五歳より十歳まで』、家政教育社（一九八三年）、『青年の心理学――十歳より十六歳まで』、家政教育社（一九七二年）がある〔訳注〕。

ピアジェの同一化と適応、ワロンの情緒と運動、ゲゼルの神経系の発達という発達心理学の三つの方法論は、内的な可能性を優位におく構想であり、その優位性が環境との関係から成長を生み出す。寄り添いながらしかも観察を怠らずに成長を見ていかなければならない。というのも、実際、内的な可能性がなくなったり、あるいは環境の影響があまりに強すぎると、成長に困難が生じてくる。子どもの可能性についても、子ども一人一人がどのように成長していくかによってその評価が変わり、場合によっては可能性よりも環境に働きかける強制的な方法がとられることもある。

両親は、子どもの発達という冒険にあっては最適な付添人であり、環境と持続的に関わりながら子どもが対峙するものを丁寧に扱うためにも、両親が最も適していると言えるかもしれない。親の躾で最も期待されるのは、目で見て分かるような形で行なうことである。

学習にあまりこだわらない幼稚園では、環境と内的なものとの二重運動を通して、発達を促進する寄り添いという行為が行なわれる。子どもの教育に関わる学習プログラムのシステムが一般に普及していったので、親が教室での指示に従わなかったり、これに反抗するような人びとがいる場合には警戒しなければならない。学習の可能性が期待できない、あるいは発達していないのだが不能というわけではないという条件下でならば、このプログラムは「個人」を区別するための方法であり、それ自体は悪ではない。発達心理学から導かれた内容を踏まえ、教育学の方向性を探るならば、保護できる環境を創造することのほうが重要である。のけ者にされた子どもたちは矯正の理念に従わず、むしろ内的あるいは外的理由により隠された可能性を追い求めることで、可能性が開花するかもしれない。こうして、一九六八年の法律によって、フランスでは一つのシステムが設置されることになり、それによって排除された人びとをなるべく早く見つけ、それなりの環境や方法を提供することになった。最も大きな集団が改良クラスで構成され、ビネーやクラパレードの特別クラスに受け継がれていった。

Ⅳ　汚れなき性悪な子ども

ここでは精神分析を扱う。成人領域の精神分析が、子ども時代の回顧（転移の中で部分的に生き直しが行なわれている）から進められ、子ども時代に原因があると考えていることに注目したい。

1　フロイトと子ども時代の回顧

フロイトは、結局のところある特殊な子どもだけを扱い、子ども全般を扱いはしなかった。(1)子ども時代を「再現できる」子どもだけを、つまり成人になって子ども時代を回顧でき、子どもらしいコンプレックスを導き出せる子どもだけを問題にしている。こうしてみると、子どもは一つのフィクション、つまり分析的治療の特殊な患者であると同時に、人類の起源に関わる神話的産物と言えるだろう。精神分析家たちの中には、精神分析がつねに「事後的」であるため、子どものための精神分析は存在しないと今でも主張している人もいる。

子どもへの直接的な関与が精神分析の草創期からすでに要請されていたのは、心的機能を解明するためではなく、成人の精神分析から得られた仮説を検証するためであった（物語風に、自分の子ども時代の思考、行動、夢を語る人もいた）。フロイトが素材として求めたのは、次の三つ[1]である。第一に子どもが言ったり、あるいは書いたりしたものの直接観察（実際は、これは例外でほとんど行なわれていない）。第二に成人の神経症者の思い出。第三に意識に現われる無意識的な推論、産物、思い出。

(1)「ウィーンにあるカソヴィッツ博士の小児疾患研究所の神経疾患部門でのフロイトの無料診療」に集まった子どもの数がどれくらいなのか分からない。この時期（一八八六年）に、フロイトはウィーン大学の小児・神経学の職から離れなければならなかった。一八九三年に、フロイトは小児の脳性麻痺に関する論文『小児脳性麻痺』を発表している。

ハンス少年の「分析」[1]で、フロイトは次のような序文を書いてかなり明確な態度をとっている。「成人の神経症を精神分析的に治療する医師は、層構造に作り上げられている心的モデルを提示し、小児性欲に関する仮説に辿り着き、その心的構造の構成要素から検討すると、力動論的に神経症者に必ず衝動が見られることが理解される。私は『性欲に関する三つの試論』でこの仮説について述べた。そこで述

(1) 巻末参考文献【32】。

べた仮説は、門外漢を驚かせ、精神分析家でも受け入れがたいと思うかもしれないものだったと思う。しかし、精神分析家でさえ、この基本的命題のような直接的で、簡明な表現に欲望を認めるかもしれない。したがって、子どもの生き生きとした新鮮な表現の中に、性的衝動や欲望に基づく表現を観察することができないならば、成人の表現はまるで死骸のように見えるであろう。それは全人類に共通した遺産であり、神経症者では、ただ強化されたりあるいは歪曲された形でしか見られないのではないだろうか。この数年、この仮説を証明するために、弟子たちや友人たちに子どもの性的な表現を観察するように依頼した。通常、こうした問題に対して人びとは目を背け、あるいは敢えて話題にすることを避けてきたことを指摘した。」観察を行なったのは、他ならぬハンス少年の父親なのだ。この「分析」の中身についてここでは扱わないが、心的装置や発達段階がどのように扱われてきているかを書いてみよう。

（1）巻末参考文献【33】。

ハンスの「可愛い母親」は、「娘時代から葛藤を抱え、神経症の餌食」になっていた。フロイトはその時、「自分に助けを求めにきた」と考えたのかもしれない。その時からフロイトとハンスの両親の関係は始まっている。ハンスの父親（医者）と母親は、フロイトにとって「最も近い人びと」であった。フロイト流の理論によれば、「まず両親は、この最初の子どもに対して、子どもが良い行為を行なうように成長するために、絶対的に必要だと思われる強制をしてこなかったので育児に失敗した」となる。フロイトの代わりに、父親が、まだ三歳にもなっていない息子の行動観察を書き始めたのだった。母親が「アン」

（この名前はフロイトが勝手につけたもので、自分の娘にも同じ名前をつけている）という名前の妹を妊娠中だったのは、まさにこの時だったことを忘れてはならない。フロイトは、ハンスと父親の会話、行動、動き、夢、息子が仕上げた父の似顔絵を、分析材料にしている（息子と同じように強迫的な父親の観察内容はエロティックなものを含み、多くの事物がペニスを思わせ、ハンスはペニスを「おしっこ」と呼んでいた）。しかし、病理学的な「事例」の話を理解する上で、この観察は貢献している。父親の報告書は、その内容を精神分析的に解釈してもらうために、フロイトを訪ねる前に書かれている。だからこんなにも早く、病気の歴史が治療の歴史になったのである。フロイトが解釈した内容は、父親から息子に伝えられるか、あるいはフロイトは含意を含んだ質問をして、父親に自分の解釈を気づかせようとしたのだった。日常の報告を見ると、父親は、妻の態度が子どもにかなり激しい「性的興奮」を起こさせていると非難し、ハンスの夢や幻想に対する解釈を付け加えたことが分かる。さらに父親は、フロイトとの会話で得たものを参考にしながら、自分独自の解釈を子どもに話している。父親は、「教育的」な精神分析家のように振る舞い、最後にハンスに次のように提案している。「おまえの「獣の部分」を取り除いてくれる大先生のところに私と一緒に行きたくないかい」（フロイトはすでにハンスの顔を知っていた）。「いやだ」とハンスが答えると、父親は「でも可愛い女の子がいるよ」と、追い打ちをかける。そこでハンスは行くことに同意する。フロイトが行なった子どもの精神分析は、この一回の出会いだけである。短い時間であったが、いくつかの重要なことが指摘される。まず父親と馬との同一化をフロイトは指摘し、馬の口の周りの黒い色は、父親の髭と同一化されている。さらにフロイトはこう付け加える。「ハンスは生まれる前から、生まれたら、いつか自分が母親を激しく愛するようになることをすでに知っていて、ハンス自身が父親に恐れを抱いていた」。フロイトは「自慢げに」、ハンスの父親にエディップス・コンプレックスの不可避的な力について説明して、これは正しいことであると告げ、このことはフロイトが神様と話し合っていたから、最初から分かっていたことなのだとハンスにも言った。この時から、父親は正式に「フロイト先生」と息子との仲介者となり、フロイトから言われたとおりの質問を息子に行なう。ハンスの言葉を書き留めながら、話した内容はすべてフロイトのもとに伝えられ、治療に役立てられると、父親はハンスに言う。フロイトは治療的意味を含んだ教育的成果を追い求め、一方では彼が望んだ性的情報を、不完全ではあったが母親から得ていたのである（同じ時期にフロイトは、子どもの性的問題について教育的アドバイスを行なっている。つまり、教育が精神分析で解明されるという希望を決して捨てていなかったことを忘れてはならない）。フロイトは遊びを援用し、「一人の人間の中に、父親的な権威と医療者の権威の結合」を賞賛し、ハンスが父親に向けた転移を無視し、全体的には息子への逆転移のほうを重視した（出版を考慮して、注釈を差し控えたのだろう）。フロイトの信奉者である父親の不器用さを強調して、「これまでの考え方にとらわれていると、質問が多すぎてしまう。むしろ子どもらしく自由に考えを表現させるようにしなければならない」、さらに「表現されたことや、経過の進展に万遍なく注意を払わなければならない」のに、それよりも「手っ取り早くすべてを理解したい」ことを指摘し、父親は焦りすぎていると、フロイトは見ていた。

一九二二年のエピローグを思い出してみよう。両親は離婚し、それぞれが再婚している。ハンスは立派に成長し十九歳になった。（父親と息子を結びつけた）「分析」は、フロイトにとって、「端的に言って何も新しく得るものはなく」、成人の患者に行なわれる精神分析から得られた知見以上のものはない。子どもの精神分析における最初の観察は、理論の確認のために役だったに過ぎなかったのだった。ハンスの父親は、成人の治療から得た知見を子どもに対して移し替えて行なったのである。このことは「応用精神分析」と言えるかもしれない。

フロイトは、著作の中で、子どもについて書きながら、これは治療ではなかったと語る。繰り返し何度も、直接的な観察を引用している。しかしながら、子ども時代にみた夢を、成人の患者が思い出すのと同じように考えたところで、治療中の成人患者がみる夢の中に出てくる姿は同じではなく、また懐古的に思い出されるものも同じではない。

『夢判断』(1)から例を挙げてみよう。子どもと孫たちの観察に、フロイトは大部分の時間をかけている。「夢は欲望成就である」(2)と第三章で指摘し、子どもたちの夢を決して満足することのない素朴な願望、たとえば、五歳の息子がハイキングを望んでいたというような願望について書いている。フロイトは、この夢と、ある八歳の少女が友達に語った夢を比較している。この少女の夢は、隣家の男の子を兄であるかのように空想したり、前の日にはもらえなかったチョコレートを受け取ったというものであった。八歳のフロイトの息子は、夢の中で、ギリシア神話の英雄になっている。十九か月の娘アンは、食べてはいけないと言われたイチゴの夢を話している。第五章（一三九〜一四三頁）でフロイトは、子どもたちが妹の出発を見たい、あるいは重要なこと（とくに甥について）を忘れたいという子どもの願望を思い出し、これを繰り返し『ハンス』に書いている。同様に、子どもたちの言葉が、死やあるいは同性の親に対するライバル意識に対する子どもっぽい表現であることを示そうとして語られている。すべてが治療のときに呼び起こされた子ども時代の夢と混在している。第六章では三歳五か月の男児の去勢される夢と六歳の頃の思い出を語った男性を分析した際の夢を同じように扱っている。

（1）巻末参考文献【34】。
（2）フロイト全集四『夢解釈I』、岩波書店、二〇〇七年、一六五〜一七九頁を参照〔訳注〕。

ここに示した引用は、子どもの問題でありながら、すべて（直接の、間接の観察、あるいは長椅子に横になって語られた）大人の神経症を治療して手に入れた精神分析的概念を補強するものでしかないのである。フロイトは『日常生活の精神病理学』[1]において、これまでの精神療法の実践とまったく異なった症例を報告している。それは十三歳の男児で、フロイトは重いヒステリーと診断し、水浴療法を行なっていた。[2] フロイトはそれまでの方法とは反対に、この少年にとくに性的な「説明」をしておらず、「自分の仮説がいかに強固であるかを何度でも試したい」と書いている。成人に対する精神分析の技術は、前青年期の若者に対しての技術とは異ならざるを得ないとフロイトは考えていた、と思うのが良いだろう。

さらに、前青年期の患者が見せる表現は、とにかく言語的でない。つまり診察場面でパンを握りつぶして粘土のようにして、「目を閉じて、ものすごいスピードで、頭と両手、それに両足のあいだに先の長い突起物をぶら下げている、原始的な前歴史的な偶像を思わせる小さな人間を」造り出したのである。フロイトは、こうしたものを造らせるよりも、それ自体が比喩を含んでいる寓話を患者に語る。それはタルクィニウス[3]の息子の寓話、つまり父親が息子に向けて発したメッセージである。敵のラテン人の村に潜入した後に、王様から発せられた命令は、ケシの巨大な頭を打ち砕くものであった。これは、頭は村の貴族たちを意味し、暗殺せよという命令だと理解したのだった。患者が、この人物の頭部に載せてあるものを打ち砕く。「彼は私の言うことを理解し、私も同様に理解したことを、彼は気づいた」。フロイトは、次に彼が興味を引く情報を提供し、それが彼を回復に導くことになった。象徴による暗黙の了解のほうが、明晰な言語的表現よりも効果的であると断言できるだろう。相手が子どもで、ほんのわずかしかコミュニケーションがとれなかったにもかかわらず、寓話・幻想の原型から、フロイトが直接的な解釈作業を即座に伝えたことは、まったくもって驚嘆すべきである。

（1）巻末参考文献【35】。
（2）S・フロイト、『日常生活の精神病理学』高田珠樹訳、岩波書店、二〇〇七年、第九章「症状行為と偶発行為」二四三～二四六頁を参照〔訳注〕。
（3）古代ローマ王政期最後の王。暴政を行なったため追放され、それ以後ローマは共和政になった〔訳注〕。

しかし、フロイトが、孫（ゾフィーの息子、エルンスト）を観察して行なった逆説的な方法[1]こそ、子どもの精神分析ではなく、児童精神医学の始まりであった。それは認知的な方法ではなく、子ども向けの方法であって、問題を象徴化し、子どもの要求に注意を向けたのである。フロイトは十八か月になる孫の発明（実際には著作に描かれているようなものではなかったのだが）を取り上げている。[2] この孫は早熟でも病気でもなかったが、母親がそばにいなくても決して泣かなかった。この赤ん坊は「いない」という意味の「オーオーオーオー」と言いながら、掌に握っていたものを部屋の隅に置いていった。ベッドの縁にかかっていた糸巻きを投げ、そして手繰り寄せ、「ほら」と満足そうに叫んだのである。この子どもの祖父は、この場面が母親の姿が消えては再び現われるのを示していると見事に解釈したのだった。

(1) 巻末参考文献【36】。
(2) S・フロイト、『快原理の彼岸』須藤訓任訳、フロイト全集一七、岩波書店、二〇〇六年、六三〜六八頁を参照〔訳注〕。

フロイトは母親の不在について、次のように書いている。「この出来事が起きる前には、〔孫は〕受け身的な態度であったわけで、じっとその状態に我慢していたが、気むずかしい性格であるにもかかわらず、うれしそうに何度も同じことを繰り返し、受け身的な態度から能動的な態度をとるようになった。」「いわば自分が、主人公になって、緊張感を和らげるために、子どもたちが生活の中で印象に残ることは何でも喜びながら繰り返す（……）。この出来事の不可解さ、舞台で演じられるように同じことが繰り返されることで、それが喜びの対象に変わっていったことと関係がないわけではない。」こうして、「受け身的な遊びから能動的に振る舞うことで、つらい出来事に耐えられたのである」、それは胸に詰まったものをはき出すように置き換えられた。ある日、この子どもは母親が戻ってきたときに、「赤ちゃん、オーオーオー」と言う。これは自分を消して、その後に鏡のイメージのように再び自分を出現させたことを意味している。この一連の行動は、自分の不在を表現する象徴として使っていると言えるかもしれない。このような創意工夫をする子どもは、五歳九か月の時に（二十七歳の）母親の死を乗り越えた（彼は三年後、一九二三年に死んでいる）。

孫の見事な自己治療を分析したフロイトは、子どもの精神分析の道を開いたのだった。祖父が観察したエルンストの行動は、児童精神医学の実践を画するものとなったのである。

児童精神医学におけるわれわれの関心は、フロイトの精神分析に見られる初期の理論にではなく、精神内界の辛い葛藤でさえも、治療者との転移関係の中で、子どもが現実的な創造を行ない解決したことに向けられる。その意味で、成人の精神分析を子どもに応用しただけのハンスの恐怖症に関する治療的な解釈よりも、「いないいないバー」という声のほうがはるかに、児童精神医学においてより深い意味を持つように思われる。治療者は禁じられた欲望の意識を明るみに出すよりも、指導者として寄り添い、子どもの問題を象徴的に扱うことのほうが重要である。直接的に寄り添う人びとの能力はさておき、児童精神医学は、精神科医の能力と同様に児童精神科医の能力に委ねられている。

2　メラニー・クライン[1]（一八八二〜一九六〇年）

フロイトがハンス少年の症例を呈示することで、小児性欲とエディップス・コンプレックスを関連させたように、メラニー・クライン[2]は子どもの神経症の世界がどのようなものであるかを明らかにしたいと望んでいた。フェレンツィ[3]やアブラハム[4]の弟子であったM・クラインは、一九二〇年からフロイトと同じことを考え、A・フロイトと同じ時期に子どもの精神分析を始めている。しかし理論的アプローチや実践において、この二人はかなり異なっていた。神経症の子どもがエディップス的構造をもっていたとしても、重要なのは神経症の背後にある不安を見つけることであると、クラインは考えた。というのも、M・クラインは、子どもの精神機能を調べることに全身全霊を傾け、そして子どもの不安と防衛に出会ったのだった。子どもにとって遊びが重要な位置を占め、それはいわば夢のようなものであって、その場所でなら子どもは、自分の関心、幻想、罪責感を変容させることができると、彼女は考えたのである。幻想は、母親の身体を通して子どもとの想像的関係の中心に位置し、欲望、貪欲さ、貪婪さ、恐怖に彩られている。したがって、エディップス・コンプレックスよりも早期に幻想は出現し、生後六か月頃に、一方では見捨てられ不安を与える乳房、もう一方では安心させ心地よい状態に戻す乳房、この二つを内在化させることで超自我の確立が見られる。子どもはこの時期を愛情剝奪や不安のうちに生きており、この時期を、M・クラインは妄想的・分裂的態勢と名付け、部分対象から全体対象へ進む乗り越えの時期に当たると考え、さらに喪失という恐怖が強いため、次第に自己中心的な抑うつ態勢に移り、すぐに消えてしまう部分対象ではなく、一人の人間としての愛が生まれる瞬間なのだと考えたのである。

子どもの発達をこのように理解することで、出生時から不安を抱えながら生きる人間には、自我に防衛や幻想を発展させる能力が備わっていることを示したのだった。彼女の業績は、思考の誕生に関するビヨンの仕事、そして自閉症に関するD・メルツァー(5)の仕事に継承されていく。M・クラインの考えでは、子どもの精神分析は、まだ精神内界にとどまるものであったのを、ビヨン(6)やメルツァーが承認し、ウィニコットが拡張させたと言えるだろう。精神分析家のフランソワーズ・ドルト(7)は、描画、造形などさまざまな表現方法を用いて、子どもとの創造的な出会いを通して治療を行ない、子どもの作品理解と、出会いの場で表現されたものを分析し、子どもは、実際の遊びや自分の身体を通して、治療者とのさまざまな関係を表現していると考えた。M・クラインとF・ドルトを比較してみると、ドルトの分析方法は精神内界よりも精神間的であると、M・ルドゥ(8)は指摘している。しかしながら、二人とも、多くの分析家と同じように、夢については少し触れる程度で、ほとんど関心を向けていない。その点では、どんなに幼くても普通の精神発達している子どもに夢分析を行なったA・フロイトとは対照的である。父親から教育を受け、教育分析家になったアンナ・フロイトの考え(9)の中心にあったのは、父親が考え論争の的になった基本的な概念を堅固に守り抜くことだったのである。この論争は一九四一年から一九四五年までブルターニュの精神分析協会を揺さぶり、転移は子どもでは起こらないこと、病的原因となる出来事が起きた日にちのほうが、出来事そのものよりも重要であるといった内容が一挙に決着した。教育分析の目的からクラインを批判することはできるとしても、その批判は全般的に見たとき本質的ではなかった。実際のところ、彼女の関心は、発達段階、環境との相互作用、葛藤に移っていき、そうしたものが人格形成や病的体質の形成にどのような影響を及ぼすかということが、彼女の研究の中心になっていく。『子どもの正常と異常』（一九六八年）の中で、彼女は精神分析の古典的理論について批判検討を加えている。リビドーの発達役割も主要な発達段階の記載も議論せずに、衝動性の発達、自我や超自我の発達を記載するだけでは不充分であると主張したのだった。そこから相互作用に注意が向けられ、子どものそれぞれの年齢で相互影響と葛藤的力動がみられ、またこの葛藤的力動は、リビドー的衝動と攻撃性のあいだ、本能的要請と心的審級のあいだの動きに影響を及ぼし、本能的な心的審級間の干渉が、具体的な行動にどのように見られるかを忘れてはならないとしている。それぞれの年齢で子どもはさまざまな課題に直面し、そのたびに本能的な動きと心的審級間のコントロールが独特のやり方で作動する。A・フロイトは、発達段階という用語を用いるよりも、「発達ライン」という言い方をしていて、それはそれぞれの年齢を貫いている存在様式と定義され、それぞれの段階で衝動の新たな均衡と構造の新たな均衡がみられるとした。このような論争があったにもかかわらず、ロンドンの精神分析協会は分裂することなく、A・フロイトの考え方が、教育分析の領域やハムステド・クリニックでは優位となり、一方、M・クラインの考え方はタヴィストックで採用されるが、このどちらの考え方も受け入れない学派も形成された。それがウィニコットである。しかし、彼は学派に属していたと言うよりも、「ウィニコット学派」のただ一人のメンバーであった。

（1）メラニー・クライン（一八八二～一九六〇年）。女性精神分析家。児童の精神分析療法における多大な業績がある〔訳注〕。
（2）巻末参考文献【37】。
（3）サンドール・フェレンツィ（一八七三～一九三三年）。フロイトに直接指示した精神分析の先駆者。ランクやライヒと共に、フロイトに対する「恐るべき子どもたち」と呼ばれるように、革新的な着想を提出し、現代精神分析に多大な影響を残した〔訳注〕。
（4）カール・アーブラハム（一八七七～一九二五年）。ドイツの精神分析医。終始一貫して生物学的見地を棄てず、精神分析運動の分派抗争の中で、フロイトの良き片腕として精神分析の発展に貢献した〔訳注〕。
（5）ドナルド・メルツァー（一九二二～二〇〇四年）。アメリカ出身の精神分析医。イギリスでメラニー・クラインに精神分析の訓練を受け、タヴィストック・クリニックおよび精神分析研究所で教育活動を行なってきた〔訳注〕。
（6）ウィルフレッド・ルプレヒト・ビヨン（一八九七～一九七九年）。ドイツ生まれの精神分析家。第二次世界大戦後、メラニー・クラインと分析を続け、大きな影響を与えている〔訳注〕。
（7）フランソワーズ・ドルト（一九〇八～八八年）。フランスの精神分析家。フランスに精神分析が入った頃から活躍している。翻訳された著作も多い〔訳注〕。
（8）巻末参考文献【38】。
（9）巻末参考文献【39】。

3　D・W・ウィニコット（一八九六～一九七一年）

D・W・ウィニコットの経歴を見ると、小児科から精神分析へ、そして精神分析から児童精神医学[1]へという経過を辿った典型例であることが分かる。彼は自分のことについては、最後の著作『遊ぶことと現実』の最終章に、わずかしか書いていない。ここでは、遊びについての彼の考えを明らかにするよりも、遊びを治療の道具として用いた治療者としての彼の能力について取り上げてみよう。彼は知識豊かな人と思われているのだが、子どもについてほとんど何も語らずそして何も理解しようとせずに、ただひたすら子どもを受け入れた精神分析家のように見える。彼にとって精神療法は、患児と治療者の二人が一緒になって遊ぶ場であり、遊びを通してお互いが関わり合う場である。この点で、遊び道具をただ遊びのためだけに用いていたM・クラインとの違いは歴然としている。「一方で、深層心理を扱う精神療法が、解釈の作業を抜きにして展開されている（……）鍵となる瞬間とは、私が解釈する時ではなく、子どもが自分自身にびっくりする瞬間なのである。データが揃わない時点で解釈を行なうと、それは服従を強いて教条的なものになってしまう」（一九七一年）。

（1）巻末参考文献【40】。

仕事ぶりも一風変わっていて、たとえばウィニコットは母親と話をしながら、子どもが遊ぶのを観察し、話す内容から子どもの考えを明らかにするとしても、遊びの中で指示と観察が結びつく場合には何の解釈も加えず、「遊び」は、ただコミュニケーションの手段だけでなく「自己治癒」的に作用する。重要なのは、「寄り添うことの象徴化」と私が呼んでいるものに多くの点で似ていることである。ウィニコットは、現象学的な思考の持ち主と言えるかもしれない。彼自身、暫定的に「現象学」という用語を用いている。研究と治療的実践における彼の領域は、世界内存在としての子どもであり、治療者が治療的時間に参加し、治療者と子どもの相互作用、つまり子どもの内的精神の現実、主観的認識、客観的認知が結び合わさった時間と共に子どもに寄り添うのである。実際、ウィニコットの著作は、対象関係（母親の乳房の代わりになるものが問題）を中心に展開していて、対象は主体の投影対象に還元できず、むしろ仲介物として選ばれたものなのである。

ウィニコットは児童精神医学と精神分析を近づけ、精神分析を子どものために用いようとした数少ない人間の一人である。つまり孤立した存在として焦点化しなかったのである。コンサルテーションの場をつくることで、患児と治療者だけが舞台の主役ではなく、観客と思われていた親を取り込むことができるようになった。親たちは、治療場面にそれぞれの資格で加わり、子どもが成熟するまで待たなければならないもの、つまり子どもが「現実に体験して」手に入れるもの、いわば生きる方策を子どもたちに投げかける。その結果、自己と関係する事物を手に入れ、自我を持ち、そこに逃避し緊張をゆるめることができるのである。最後に、言っておかなければならないことがある。それは子どもとの出会いの形は、きわめて多くさまざまなのである。精神分析家が粘土を使って子どもと遊んだり、あるいは机に向き合って座り、それが二時間以上のセッションだとしても（大人の患者の場合でも少ないと思うのだが）、じっと耳を傾ける態度が子どもの治療者に要求されることもあるのだ。病理を乗り越え、成熟の段階を進む可能性、つまり遊びから引き出される子どもの創造性を、治療的装置のさまざまな構成を変えることや、解釈することで治療者が台無しにしてしまうことがあるので注意を要する。

ウィニコットは、こうして象徴に結びついた認識と意識、対象が効果的に存在することや、治療場面で両親が同席することがどれほど重要であるかを理解し、児童精神医学の先駆者の一人として、治療場面で子どもに影響を及ぼす条件について考察している。

4　マーガレット・マーラー[1]（一八九七〜一九八五年）

一九六〇年代になると、ウィニコットの考え方は広く認められ、イギリスやフランスで大きな反響を呼んだのに対して、アメリカではマーガレット・マーラー[2]が、それまで採用されていたのとはまったく異なる視点とラディカルなアプローチを提出した。スピッツ以後、一九二四年から一九三八年にかけて小児科医であったM・マーラーは（ウィニコットも小児科医であった）、前言語的な時期に子どもを直接観察する方法に目を向けていった。彼女の仕事はハルトマンの系譜に連なると彼女自身が書いているように、フロイトの『自我とエス』（一九二三年）から出発し、幼児の母親への依存と関連させながら、子どもが危険だと感じる状況について明らかにしている。この頃から、不安状態に結びついた母子関係や自我の防衛機制の変遷を、子どもの直接観察から研究することが多くなっていく。ハルトマンの考えから出発したM・マーラーが、「正常な母子関係」の研究を通して深く探求していったのは、子どもは適応、自律的機能、自己、無関心へと時期が変遷することであり、それは彼女自身が情緒的依存と呼んだものと関連し、これが生涯を通じて母子関係の基盤になると考えた。同様に、自閉的な精神病や共生精神病の病像を呈する精神病質の子どもを研究し、個体分離期の解明を行ない、それぞれの時期を通して、子どもが徐々に自己と母親との分離に向けて、分離前の共生的関係からどのように脱していくかを記述し、身体的分離が問題なのではなく、精神内界における分離が問題であることを鮮やかに示した。実際、M・マーラーの考えの中心にあったものは、共生関係と、この共生関係を脱するための自己覚知と母子分離の可能性であった。

（1）マーガレット・マーラー（一八九七～一九八五年）。ハンガリーの精神科医、精神分析家、児童心理学者。発達心理学に関する多くの理論を発表した〔訳注〕。
（2）巻末参考文献【41】。

V　傷つきやすい子ども

1　傷つきやすい子ども

十九世紀を通じて、異常児の治療をしていた医師や教育者の多くが、ほぼ一〇〇年のあいだ、（それが心であろうが精神であろうが）欠損状態の概念を中心にして考え、それまで実践されていた特殊教育にしか関心を示さなかった。しかし、子どもの病気に目を向け始めた医師たちは、健全な身体を突然襲う疾病が存在することに気づき、そうした考え方が取り入れられていく。長い歴史のあいだに、このような疾病を記載した人びとの数は少ないのだが、次のような報告がある。T・ファーの『子どもの本』

（一五四六年）、オステライヒャーの『子どもの病気の診断について』（一五四〇年）、H・マーキュリアリスの『少年の病気について』（一五八三年）、ブルゼの『子どもの薬学教育について』（一七五四年）、J・B・T・ボーメの『子どものけいれん発作について』（一七八九、一八〇五年）が挙げられる。ここに挙げた著者たちの疾病観では、生来正常だと思われていたところに突然に障害が出現したと考えられ、このような障害は、パーフェクト[1]が一七七〇年に観察し、一八〇一年に記載した症例にみられるように、精神の障害として理解されるようになっていく。症例は十一歳の男児で、妄想や焦燥、昏迷、抑うつの見られた時期に、一種のもうろう状態を呈した。この症例について、パーフェクトは、「この時代までに知られていた器質的な原因を何も見つけられなかったけれども、治療によって完全治癒に至った」と報告している。「子どもの精神障害の発症は例外的である」と、記載してきたフランス人の著作と比較してみると、子どもの発症のエピソードについて最も多く報告しているのがイギリス人であるのは興味深い。一七九九年から一八〇五年にかけて、ハスラム[2]は、精神疾患の発症がみられた三症例を報告している。第一例は、正常に発達していたが突然暴力的になり、「発症」後に、それまで獲得していた知識をすべて忘れてしまった三歳の女児。第二例は、突然行動異常を呈した十歳の男児。第三例は、同じ年齢の男児で二歳から行動がまとまらない児童の症例であった。プリチャード[3]は、『背徳症について』（一八三五年）の中で知的発達に影響を及ぼすほどの情動障害があり、そのため盗みを繰り返し、盗みの原因としては情動の問題以外に考えられないような児童について言及している。同じ時期にフランスでは、フェリックス・ヴォワザン[4]が、『精神疾患における心的、身体的原因について』（一八二六年）を著しているとしても、症状発現や障害といった概念にはほど遠い。それでも、それぞれの特徴を持つ子どもを四つのカテゴリーに分類している。a白痴と正常の中間に魯鈍〔白痴は知的障害全般を指し、魯鈍は軽度知的障害、あるいは境界知能を指す〕を位置づけている。b正常に生まれついたが、きちんとした教育を受けられず異常児になった者。c出生時から性格異常が見られ、成長するにつれて犯罪傾向など深刻な問題を起こす者。d両親に異常があり、遺伝的に神経や精神の障害が見られる者。こうした児童に対して、精神を矯正治療するという意味の治療教育を彼は提案している。

（1）イギリスの神経病学者。神経症（実は精神障害全般を指す）の治療方法を研究した〔訳注〕。
（2）ジョン・ハスラム（一七六四～一八四四年）。イギリスの精神科医〔訳注〕。
（3）イギリスの精神科医。精神障害を道徳的症障害（背徳症）と知的障害に大別した〔訳注〕。
（4）ヴォワザン（一七九四～一八七二年）。フランスの精神科医、エスキロールの弟子。ビセートル病院の児童専門病棟、初代病棟長〔訳注〕。

ドイツ、アメリカと同じようにフランスの医者たちも、突然健康を損なう事態になってしまう病気の観察や記述を行なっている一方で、さまざまな病気の理解について、本来は健康であったのか、あるいは何か細菌学の領域に関わるものなのかなど、大きな困難に直面していた。つまり意識が軽度に混濁した場合、これが知的障害によるのか、多少とも遺伝が関わる変質理論から説明できるのかということであった。十九世紀の終わりに、いくつかの記録（モロー・ドゥ・トゥール[1]、一八八七年・エミングハウス[2]、一八八七年・マンハイマー、一八九九年）がまとめられているのだが、そこでは突然の発病という考えからなかなか離れられないでいる。子どもの精神障害を分類したマンハイマーは、遺伝、体質、変質[3]を広く取り入れながら、発病の原因について、公衆衛生のシステムがないこと、家族からの精神的ケアがないこと、あるいは家族の養育が極端に厳格だったり放任されていることなどを挙げている。公衆衛生システムは特殊科学の一分野で、フランス学派の研究対象であった。健康面で突然に子どもを襲う精神疾患について、エミングハウスが、一八八七年に出版した『子どもの精神障害』の中で、より明確に記載している。十九世紀の終わりから二十世紀初頭にかけて、体質や神経疾患など今日でもまだ決着がついていない問題や、子どもの精神病理について、精神的発達と身体的発達の両面からの検討がすでに始まっていたのである。

（1）モロー・ドゥ・トゥールポール・モロー（ドゥ・トゥール）、一八〇四〜八四年。フランスの精神科医。ビセートルのちにイヴリー病院に勤務。「医学心理学年報」の編集に携わる。また、ハシュシュについて研究した〔訳注〕。
（2）ヘルマン・エミングハウス（一八四五〜一九〇四年）。ドイツの精神医学者。児童思春期心理学、発達精神病理学の草分け的存在〔訳注〕。
（3）巻末参考文献【42】。

この時期から程なくして、一九〇四年に、ヘラー[1]が障害児や「神経症の子ども」を治療する学校をウィーンに開いている。こうした子どもについて、そのすべてを先天的な問題だと考えたヘラーは、治療教育が必要だと信じていた。その子どもたちの中で健康であった子どもに突然障害が出現し、さらにその後の経過を見ていくと最終的に、生来知的障害を持つ子どもと同じような状態になることに気づいたのだった。その後、この障害の経過や、原因に関する検討が行なわれ、神経系の異常は、発症後しばらく経って特徴的な症状が出現してからでないと見つけられないことが分かった。そのため、子どもの病気について説得力のある理論が発表されるまでは、生育の途中経過が見過ごされることも多かったので、精神分析的な考え方から理解される傾向が見られた。子どもの精神病理学が確立していく過程で、こうした障害が重要性を持つようになっていく。しかしながら、この突然の発症という考えが発表され、児童精神医学の領域で検討されるまでにはまだまだ時間が必要であった。ジルベール・ロバンの『子どもの神経精神医学明解』(一九二〇年)では、このような子どもについて多くの紙面を割いている。

(1) オーストリアの児童精神科医、治療教育学者。一九〇八年に「幼年期痴呆」の名前で、生後三歳から四歳までの重篤な退行を示した六症例を発表した〔訳注〕。

気づかれないままですでに病気になっているという考え方から、その時に発病したと考えるようになるにはかなりの時間が必要であった。遺伝、体質、素質の問題をきちんと評価し、健康な子どもが、脳器質的な問題であれ、何らかの出来事によるトラウマであれ、家族や社会的環境による対人関係の混乱によるものであれ、いずれにしても情緒や知的な発達がさまたげられたとなかなか認められなかったのである。だが、このような思考方法が広がると、まもなく、子どもを理解する姿勢に重大な変化が見られるようになった。つまり、「治療教育」(第二次世界大戦までに教育的運動として広がった)と呼ばれる分野で、徐々に治療が進められていったのである。その頃までの治療目的は、精神疾患や問題行動が成人まで続かないようにすることくらいで、介入だけしか考えられなかったのが、次第にできるだけ環境からの衝撃をさけ、子ども時代には精神的なダメージが深くならないようにしようという予防の方向に向いていったのである。

2　治療

二十世紀初頭につくられた法律に基づいて、A・ビネーの衝動性改善の分類と、彼が定義した意味での白痴と魯鈍は、精神病院の片隅に押しやられ、一九六〇年代まで放置されたままの状態で、時に場当たり的に最低限の教育が施されただけであった。この時代はまだ、どんな施設も障害のある子どもに治療ができるような構造を持っていなかったのである。

長い年月を経て、少なくともフランスでは、このような子どもの治療は児童精神衛生法のもとに公的機関で行なわれるようになり、学習の問題から性格や行動の問題までさまざまな愁訴に対応している。規則正しい生活を送らせることが教育なのだという考えが根強くあったので、あまりにひどい問題行動が見られる子どもたちについては、次第に治療教育学的な特殊施設に送る方向に傾いていった。

一九三〇年代からアメリカでは、病院内に子どものための相談機関が設けられた。おそらく最初の機関は、捨て子のために設けられたハリエットレーンホームであり、これはボルチモアのJ・ホプキンズ病院の小児科につくられ、そこでの業務内容をA・マイヤーは、次のように定めている。「精神医学的問題を系統的に記述するために、小児科の病棟で患児の経過を調査する。」「精神病理学的な理念に基づいて子どもたちを診察し、援助する。」小児科医が治療の主体となっていかねばならなかったのである。アメリカでは、精神障害を呈した子どものための相談治療機関は、やがて小児科学からも自立性を保ち、独自性を発揮し、しばしば休息と治療の場となっていく。フランスでは、児童精神医学的治療は、当初精神病院の枠内でしか行なわれなかったために、白痴や魯鈍といった知的障害者が入所している区域での治療しかなかった。入院治療が行なわれたのは、一般病院や児童精神医学教室の枠内だけであった。一九五〇年から大都市で始まった児童精神衛生法による相談業務は、医学心理教育センター（CMPP）が兼務し、次いで経済的理由から治療教育はより治療的色彩が強まっていった。

子どもたちの治療と相談業務をフランス全土に提供するためには、総合的な転換が必要であった。それが行なわれるようになるのは、子どもの入院治療などを規定した一九七二年の通達による「児童思春期の精神医療セクター制」の改正からである。このセクター制は多職種のチームで、精神科医、看護師、心理士、理学療法士、言語矯正士、ソーシャルワーカー、教育担当士で構成され、治療についてそれぞれの専門的な立場から対応している。学校、行政、子ども裁判所の判事などと関わる仕事も多いのだが、何よりもまず精神病理学的な対応が彼らの占有事項であった。治療で薬はあまり用いられず、個人、集団あるいは家族の精神療法を用いることが多い。児童思春期での入院はまれで、入院した場合でも入院期間を通じて家族や学校との連携が充分にとられる。相談するきっかけとなった症状が発病以前のことと関係する場合が多く、そうした症状の原因が情緒や認知の発達の歪みに由来していると判断されれば、出生時や幼少期から何とか生き延びてきた時期に受けた心的外傷を視野に入れた方向で予防的措置が講じられた。

3 予防

子どもは家族や社会の環境から衝撃的な影響を受ける可能性があると言われるようになってから、こうした環境がトラウマにならないように考えられるようになっていった。アメリカでは、学校でも家庭でも子どもの問題を同じように理解し、その軽減を図ることを目的として早くから児童相談所（Child Guidance Clinics）が設置されている。一方フランスでは、児童相談所（la Guidance infantile）は一九六〇年代に社会資源の一つとして認知され、対人関係の失敗は、意識障害の問題よりも神経症のほうがより関与していると理解されるようになっていった。確かに家庭内や社会での問題行動を変えることが出来るとしても、それはカウンセリングではなくそれぞれの神経症と行為との関係を見るという時間のかかる作業がしばしば要請されたのである。

予防は、一九七〇年代から、まずアメリカで、次いでフランスで、M・マーラーやブラゼルトン[1]の研究から影響を受けて乳幼児に向けられるようになっていく。数年間にわたって、母親と乳児の欲望の関係について研究され、さらに拒食症の若年発症型や深刻な睡眠障害の治療や、（母親があえてつながりを強めようとするとき）子どもとの病理的関係を断ち切ることが予防的仕事になっていく。胎児期から乳児期にかけての予防としては、妊娠体験、母性に関することなどさまざまで、一般に信じられているのと反対に、乳児はただミルクを飲む存在ではなく、すでに複雑な心のダイナミクスが存在し、発達のまっただ中にいて、その発達の過程のどの段階でも障害を受ける恐れがある。一九四六年に、スピッツが報告した依存抑うつ(2)は、母親を奪われた六か月から七か月までの乳児を対象にして、母性的保護の欠如がいかに深刻であるかを示し、その後の研究を方向づけた。乳幼児にとって、食物と同様に母親の注意や母親の寄り添いが必要であると理解されるようになるのは、この頃からである。因みにボルビーが愛着理論を発表したのは一九五一年であった。

（1）トーマス・ベリー・ブラゼルトン（一九一八〜不詳）。アメリカの児童精神科医。一九四〇年代にボストンの子ども病院に勤務し、新生児の問題を評価するアセスメントツールを開発している〔訳注〕。

（2）母親から離された乳児は、まず泣きやすくなり、体重減少、うつぶせにひきこもった状態になり、三か月以降は無表情、周囲の状況に無反応になる〔訳注〕。

乳幼児期の母子関係では、あまり大きな問題行動は見られないとしても、情緒的発達に深刻な影響を及ぼすことがある。現実的には、このような母子関係での問題に対する予防は可能であるが、それには多くの人間が関与し、これまでのように小児科医、新生児学医、産科医が担当するとは限らない。治療の方向性としては（まだ予防医学的な考えが広まっていなかったとしても）、多くのサービスが可能になり、母親と子どもがかなり長い期間入所できるようになり、そこで親子関係の観察やきめ細かな介入が行なわれる。最近の傾向としては、母性学（J・M・ドゥラシュ[1]）が、母親と子どもに、養育姿勢や子どもに対する反応をどのようにすればよいか、その可能性について提案しており、医療チームから出された所見を見ながら、子どもの自我の心的ダイナミズムを確認している。そこでは、もはや母親との過去の体験から否定的につくられた関係ではなく、子どもと母親が相互に築き上げ未来に向かう関係である。ところでこの数年のあいだに、子どもを守るということは、子どもをできるだけ精神的打撃から保護するという意味になってきている。今日、虐待行為がとくに注目されているが、子どもを虐待から守るために、虐待する親から子どもを分離するのが良いのか、あるいは子どもが親と一緒に暮らし続けるほうが良いか検討されているが、いずれにしても子どもに寄り添うことが重要である。虐待行為の中では、一般に考えられているよりも遙かに性的な問題が多く、精神や情緒の発達に深刻な影響を及ぼすので、とくに注意しなければならない。

(1) ジャン・マリ・ドゥラシュ（一九三八〜）。精神分析医、一九九二年にフランス母性学会を創設に尽力。著書多数あり、二〇〇一年には日本でも『母性学入門』が出版されている〔訳注〕。

VI　子どもの理想像を求めて

子どもは、一個の主体として登場するずっと前から、血筋、親子関係、欲望によって、出生前から子どもにふさわしい社会的、家族的イメージが植え付けられている。何らかの契機によって、親や社会からの要請がある時、子どもはどんな場合でも、その要請に応えなければならない。つまり、すでに子どもの理想、あるいは理想の欠如という問題提起で述べたものは、親や社会からの要請に関係している。

十九世紀以前には、子どもは成人のミニチュアと見なされ、躾や教育の対象であり、子どもから大人になっていくということを、親から子への躾と教育の繰り返しが保証していた。貴族の生まれであればまず男児であることが理想であり、家名を継続させるにふさわしい行為がつねに求められた。平民や貧民階級なら、子どもは父親の仕事を身につけていくことになるだろう。たとえば、ある社会で「商人」の子どもが、父親に似なくてはならないというのなら、子どもが父親に似ないことも、その社会規範からの逸脱の原因になる。ディドロ(1)（刃物屋の息子）は、靴屋や肉屋の息子が自分の父親と同じ仕事をすれば、すべてがうまくいくと考えることに何の疑いも持たなかった。理想的な子どもとは、親から子へと繋がる連続性を保証する人間であり、家族と血筋の名誉を断ち切らない人間のことである。ブルジョワ階級、さらに中産階級が出現したことで、これらの階級では名誉そのものが少しずつずれはじめ、趣味の悪い風潮や訓練に対する抵抗の原因になっていった。

（1）デニ・ディドロ（一七一三～八四年）。フランスの作家、哲学者、百科全書派の一人〔訳注〕。

十九世紀になると、子どもの発達に関する考え方は前進し、時にはこうした場合にありがちな誤った理論もあったが、それはもっぱら教育に任されていった。教育では何よりもモラルが重要であり、それによって、期待される完璧な子どものイメージにできるだけ近づけようとする試みが行なわれたのである。完璧な子どもとは、誰よりも家族を尊敬し、社会のルールに忠実で、完璧な市民、従順な兵士であり、信仰心の厚い人間のことであった。そのようになるために努力することがどこまで効果的であったかはわからないが、努力すれば子どもは家族の信頼を得ることができ、その反対に子どもの行為がでたらめなら、社会に対して危険と思われ、これを矯正するのが望ましいと考えられた。十九世紀を通して、フランスでは子どものための矯正施設が建設され、この方針は二十世紀初頭（H・ガイヤック）まで続く。

モラルの視点からではなく、知的な問題から教育が無効な子どもたち、つまり知的障害の子どもたちが、数多くいることが明らかになる。つまり彼らの様子、表情、行動が未発達で不完全であることが気づかれ、人間として所有すべきものを持っているのかという疑問が沸き上がった。これはすでに述べた人間として発達していくヒト化の問題提起に繋がる。しかし、一八八〇年から一八九〇年代に公教育改革があり、理想的あるいは期待される生徒像に一致しない子どもが、相当数いることが明らかになった。

そうなると、こうした子どもが、どのように、しかも何故、人びとが抱いた完全なる理想に合致しないのかを検討することになった。ここに記載しなければならないことがある。それは、一九〇四年にビネーとシモンが知能尺度（テスト）を開発したことと、特殊学級（中には「改善学級」と呼ばれた）が創設されたことである。改善に向けて埋め合わせが行なわれ、知能の発達が遅れているだけの問題だと受け止められた。こうした子どもに対して援助し、極力矯正的な手法を使わず、むしろ子ども一人一人にそれなりの完成を目指させ、周囲からの期待に振り回されない道を進むための方法を与えることが教育学のあり方であろう。

二十世紀になると、子どもは、家族にとってさまざまな意味を持つようになる。十九世紀には血筋を継ぎ、祖先からの続いてきた信望の引き継ぎ手であったものが、現代では家族の形態を保証する存在になっている（たとえば、同性愛者が家族をつくった際の養子縁組に関する最近の議論）。つまり、家族と認められるには子どもが必要なのである。家族の中に子どもがいるだけで良いのかもしれない。一組の男女における、それなりの愛の実現として、子どもは生み出される。つまり、子どもは、単に生殖によるのではなく、込み入った欲望に対応する。（自由と義務のすれすれのところにあって）図らずも、子どもは家族として登録される。家族の存在理由は子どもの手中にあり、その存在理由とは家族のように見えるために子どもが必要だということである。こうしてみると、科学の進歩によって教育学や心理学的な理想の子ども像が現われたとしても、つねにドラマティックな論争の中に、子どもの理想像が置かれているような気がしてならない。

十八世紀以来、家庭内の子ども数を制限しようと、幾度となく古くからのやり方が使われてきた。しかし、理想的な子どもの生まれる時期が、夫婦にとって都合の良い時期になったのは最近のことである。子どもは欲しいときにつくればよいという考え方は、この二、三〇年のあいだに、避妊に関する科学的な方法がより進んだ安全なものになっただけに、益々広まっていった。そのうえ、家族は子どもの数（場合によっては性別までも）を決定でき、そのため、子どもの出産は、家族内の理想を達成する機会そのものになったのである。だから障害を持った子どもの誕生は、人生の失敗であって、産科医から生むのをやめるように言われるか、あるいはフェニールアラニンケトン尿症（一九三四年）のように治療やチェックをする制度が用意されている。画像診断の進歩によって、妊娠中の形成異常を知り、それを治療するとか、また羊水検査で先天異常を見つけたり、予防のための妊娠中絶ができるようになるのだろう。

妊娠する前は、子どもの成長についてそれなりに想像され、イメージがつくられているものである。それは想像された子どもであって、イメージでなく実際に子どもが身体をもって現われるとき、それは親の欲望の具体化であり（親の子ども時代に関係し）、語られない親の意図が刻印されている。それ故に、子どもがあれこれイメージされた期待に応えられないとなれば、子ども自身が失敗したと感じて罪責感を募らせ、理想像になることは出来ないと失望し、それを自分のせいだと思いこむ。想像で作り上げられた子どもと実際の子どものとのあいだにある対立を乗り越えて、子どもは発達途上の存在なのだから、親の欲望でもある理想像の子どもに向かうように、社会もある確かな方向に向けられた姿勢を持つことが要請されるだろう。

妊娠中や出生時の親や社会の姿勢が、子どもの情緒や認知の発達に影響を与えるのは確かである。それ故、望まれたイメージにできるだけ近づけようとするための介入が行なわれるのも当然かもしれない。たとえば妊娠中の管理、情報提供、相談と保険が、想像された子どもと現実の子どものあいだの対立によるショックを和らげ、理想像の子どもに近づくように用意されている。乳幼児の頃に合理的な管理と行動の指標やネットワークがつくられ、これが理想像の子どもをつくることを目指しており、さらにもう一方で心理学と乳幼児精神医学が、理想像に向かわせるように、一方的に介入してくる。乳幼児期については、教育がもはや何世代にもわたって作り上げられてきた姿勢を再び導入することはできず、理想像の方向へ子どもを導く可能性のある方法を模索し、提供することだけが問題となる。こうして荷物運びや世話、食事の仕方、排泄行為の躾、子どもの傍らにいること、言葉などに関連したさまざまな要求が次々と出され、それらはできるだけ早い時期に、泣く前にしなければならない。そうした内容は数多く、しかも多岐にわたるので、理想の子ども、つまりこのようにあって欲しいという子どもを造り出すという目的の中で、各自がそれぞれにふさわしいものをそこから得ようとする。心理学や精神分析の理論から出発して、多くのアドバイスや指示が与えられる一方で、理想の子どもを得られないかもしれないという懸念も根強い。子どもを育てる最良の方法について質問されたときに、最良だと思ってなされたことはどんなことでも、望むような結果にはならない、と述べたフロイトの懐疑論を、世間の人びとはきちんと理解していない。しかしながら、フランスでは親子学級が発達して、つねにアクティブで、しばしば精神分析的な知識を取り入れ、援助とサポートが進められている。

同じような力をもった二つの潮流がみられたが、社会に与えた影響は同じではないものの、社会的動向を理解し、科学的動向に対しての予見、あるいは逃避反応と研究を、この二つの潮流が推し進めた。

ずっと以前から、家族に対する介入は考えられていて、まず生活状態を「社会的」水準から検討し、さらに家族機能に関係する問題に対する助言など、より積極的な方法がとられてきた。公的扶助、家族カウンセリング、家庭への介入には、家族の経済的状態を改善させるねらいがあり、そうした家庭に生まれた子どもたちでも、理想に近づくための可能性がそれほど減っていないのに気がつく。アングロ・サクソンの諸国では、物理的な社会援助と心理学的カウンセリングを結びつけたケースワークのほうに方向変換した。多くの国々で家族対策が進められたが、その本質は子どもの保護、いわば完璧な子どもを造り出す方法を家族に伝えることを目的にしている。そのため、時には社会の要請が家族の希望に対して干渉し、葛藤状態となることさえあったが、こうした要請はいつも同じとは限らず、子どもの完璧な像は、それをどのように思い描くかによってさまざまに変化する。

一九六〇年代から始まった、遺伝学や生物学におけるめざましい進歩、それに疫学的方法（少なくともアングロ・サクソン諸国ではこの方面の研究が数多く行なわれた）によって、完璧さのほうへ向かわせるよりも、経過を観察することで予見予測をするようになっていった。それは遺伝学的な助言によるものである。疫学的研究と一緒に遺伝学的研究も行なわれ、いくつかの家族において、全遺伝形質を中心に調べたところ、遺伝する可能性がある神経症や精神病の頻度、リスクファクターが明らかになり、それを評価しながら完璧さに向かおうとする。子どもに欠如するもののリスクを見つけたとき、遺伝学的な助言が、徐々に重要な位置を占めるようになり、妊娠から出生直後まで、ずっとモニタリングされていない場合でも、遺伝的な問題に関する可能性について検討できるようになった。

ここでの問題は、奇形に生まれついた子どもを見せ物にした古代ギリシア人でも同じであり、歴史を通して、さまざまな家族で、さまざまな社会で見られた。社会の要請と共に、それが想像をかきたて、子どもに関する関心は子どもの形成へと軸が移っていき、二十世紀では家族をつくり世代間を連綿と繋げ、その仲介役をとるのが子どもであるというまでになっている。受胎、妊娠、子どもの乳幼児期に格別注意が払われ、それが完璧さへのより大きな要請をもった動きを引き起こした。ここでは次の三つにまとめることができるだろう。まず、子どもの発達に関係する多くの問題に関して、家族が目を向けるようになり、そうした問題がより明らかになったこと。次に、発達の問題は完璧さを獲得するにはほど遠いとしても、発達の問題を完璧さの獲得という文脈から離して、心理学的あるいは精神医学的な対応に導かれたこと。最後に、予測や回避することも視野に入れた遺伝学的な相談ができるようになったことである。

Ⅶ　評価・分類される子ども（ビネー、アングロ・サクソン学派）

ルソーの流れを引く精神が形成され、あるいは子どもを精神分析的に解釈し、さらにカナーが表現した「全体として」という複合体として、子どもを眺める方向に向かい、子どもを理解できなくとも、関わるための鍵を見つけたい誘惑が大きくなっていった。こうした方向に向かう二つの流れが、興味深いことに、一つは二十世紀の初めに、もう一つは二十世紀の終わりに現われ、しかもこの二つの流れは、子どもに関わるための鍵を見つけようと同じ方向に向いている。一つは心理学的研究であるA・ビネーの発見、もう一つはアングロ・サクソン系の心理学者たちの研究で、多くの場合、彼らの研究は、子どもの問題行動の原因を生物学的なものに求めている。

十九世紀の終わりに、本質的には知的障害児に対するかなり特殊な運動（「ヒト化すること」）を発展させた教育学の流れが、ヨーロッパやアメリカに広がり、クラパレードが言った「子どもが受けた教育よりも、子ども時代における知能の生成」を問題にする発達心理学が始まり、この時期に、子どもの知能だけを扱う研究が見られるようになる。つまり、知能を測定し、ついには検査者が知能の水準を能力として採点するまでになったのである。

アルフレッド・ビネー(1)(2)（一八五七〜一九一一年）

二十世紀になるとすぐに、ビネーは、知能を精神の本質的な機能であると考え、他の心理的機能は知能よりも下位にあると考えた。彼は知能の起源について関心を持たず、発達とその形態を検討するための所与として、知能を分離し、「知的活動を目に見える形で評価できる構成要因」について研究した。まず心理学を学び、一八九〇年から、ビュイソンが開設した子どもの心理学的研究会に関わり、一九〇一年には、この協会の副会長になる。また、以前からアメリカの実験心理学研究も勉強していた。そのことは、一八九五年の『心理学年報』に発表されたアメリカの研究を盛んに翻訳していることからも理解される。研究に関して、二つの流れがビネーに流れ込んでいる。a心理学に対する興味と共に、性格がどのように変化するかを研究し、上位機能の研究こそが重要なのだと確信した彼は、おもに下位機能を扱う一般実験心理学から急速に離れていく。bある時期には、頭蓋骨の体積と知能との関係といった、頭部の計測に関する研究に没頭している。

（1）巻末参考文献【43】。
（2）フランスの心理学者。知能を生活に適応していく意識の態度と捉え、知能検査を創案した〔訳注〕。

かなり早い時期に、子どもの研究に関心を向け、優れた人物の精神内面に起きていることを理解したいという野心から、画家、作家、音楽家、数学者など、才能豊かな人びとを観察し対話をすることに専心し、感情や性格あるいは動機などの領域には近づかないようにしていった。その一方で、彼は「人びとの話からだけでは、知能や思考のメカニズムを理解できない」と語っている。知能は、人間関係を通して理解されるものでもない。この点については、「例外的な性格を理解することで、精神現象に関する知識は増大する」と説明している。

一八九九年から、植民地のペレーヴォクリューズでインターンになり、発達の遅れた男性の診療をしていたTh・シモン博士の協力を得て、一九〇五年に発表されることになる「知能測定尺度」の研究が動き始めたのだった。重度の知的障害児では知能の発達が停滞し、そのレベルは二、三歳程度に留まるという考え方に立っている。一九〇八年に「痴愚の知能」というタイトルで『心理学雑誌』にシモンと一緒に発表した論文にそのことがよく示されていて、このタイトルにある知能から、精神年齢を計測できるものとして扱っている。正常児に実施された一連のテストを基準にして、テストの出来、不出来から精神年齢を決定する。このテストは、学校の成績とはまったく関係なく、知能の四つの軸、つまり方向、理解、創意、検閲に対応する。彼は知能に関する測定尺度をつくったことを否定しているにもかかわらず、それでもなお知能に関する尺度を提供したのであり、それは人類にとって財産となっている。この時期に、こうした尺度的な考え方は、痴愚、白痴などの知的障害児童に対する再教育の運動に決定的な効果を与えた。

この頃になるとすべてにおいて、知的な発達の停止や鈍化といった表現が使われるようになる。発達の時期に停滞が起こった場合、為す術など何もない。つまり鈍化があれば、子どものために適した勉強方法を探さなければならなくなったのである。一九〇四年に、異常のある子どもの教育を管轄する教育委員会のメンバーになったA・ビネーは、知的発達の鈍化を改善する名目で特殊学級の創設に尽力した。その際、クラスは一五人未満の人数で、授業が行なわれ、そこに集まった異常のある子どもの知的発達の度合いを見ると、一、二歳程度の遅れであった。驚くべきことに、イタールからブールヌヴィルに至る研究とはまったく関係がなく、ビネー自身彼らの特殊教育学の方法を使うことはせず、しかも一年後に大部分の子どもが「追いつく」ようになると確信していたのである。実に単純で、分かる範囲のことを教え、難しい説明を避け、簡単な内容から難しい内容に進み、それをすべて一人の熱意ある教師が行なう。実際のところ、彼はすでに使われていた「頭で理解するより身体で理解する」という身体を使う方法を、「精神の整形外科」という表現に変えて再導入したのである。じっとしている訓練、握力計での計測、小さな点を書くスピードを競い、手先の器用さを競い、子どもに「聞くよりも動くこと」（ビネーの原則）をさせたのである。知能測定に関する研究を完成させたビネーは、必然的に教育学についても『現代における子どもの知能』（一九一一年）を書き上げ、この年に彼は亡くなるので、これが遺作となった。この本の中では、ビネーは、心理学者であるよりもはるかに教育学者であり、子どもの「能力」に関心を向け、アプローチ方法も広く開発している。身体の発達、器官や感覚の状態、家族の状況を考慮し、記憶力を訓練したり、注意力を喚起するためのさまざまな方法を提示している。子どもの理解力について、彼が最後に示した提言では、相対的総合性について述べられている。ビネーとシモンのテストでは、知的財産をいわば単純な量的評価として示されているが、その後ターマン(1)が修正し、さらにウェクスラー(2)による子ども版のテストがこれに続く。彼は精神年齢よりも使いやすい知能指数という考え方に行き着くが、これとても数字で表わされるため、しばらくすると絶対的なものとして受け取られてしまうという不都合さが見られた。状態に関する測定や評価のテストであって、ゲゼルの研究結果が示したような、発達のテストではない。

(1) ルイス・マディソン・ターマン(一八七七〜一九五六年)。アメリカの心理学者。ビネー・シモン知能検査のアメリカ版として、スタンフォード・ビネー改訂版知能検査を作製。シュテルンの提案したIQを実際に用いたはターマンが最初である〔訳注〕。

(2) デヴィッド・ウェクスラー(一八九六〜一九八一年)。アメリカの心理学者。ウェクスラー=ベルビュー知能検査をつくる。言語テストと作業テストに分けて評価する〔訳注〕。

このように知能だけを抜き出して扱うことは、教育学から導かれたと言うよりはむしろ知的遅れを改善するための分類を行なうIMP(医療教育研究所)のやり方の方向に進ませ、知能だけでなくさらに多くの問題を抱えている児童についての検討がいたずらに遅れることになってしまったのである。

事実、この「単純化」に対して、子どもの内的生活の意味を質的あるいは操作的に評価する方法が、二十世紀半ばになって注目され始めたのだった。もはや状態を知るだけでは不充分で、その状態がどのようにして形成されたかを理解し、環境が子どもにどのように影響を与え(子どもは外的刺激を受ける受容体のようなものである）、さらに子どもが問題行動を起こすようになる精神がどのように形成されたかが重要なのである。こうして精神分析と同じように発達心理学的な意味での発達に関する知見を総合した力動的心理学が表舞台に登場し、そのおかげで児童精神科医は、原因について考慮せずに診断や治療ができるようになったものの、しかし病理学的診断は二の次となり、診断はそれほど重要ではないように受け取られ、いやむしろただ診断名をつけるだけでしかも問題行動は変わらなかったので、児童精神科医には、診断名が有害と思われるようになった。

二十世紀の終わりになると、まずアングロ・サクソン、次いでヨーロッパやフランスで、診断分類がつくられ、さらに脳器質的原因の研究が始まり、力動的心理学が表舞台から退く。この頃になると、子どもへのアプローチは実に多様なものとなっていった。つまり、認知障害と精神病理的障害とのつながりを研究し、この二つの障害における教育上の困難さを第一に取り上げるべきであり、そこから心理学的介入によって改善可能な、そして、学校や地域社会での子どもの体験がより良いものとなるような要素を引き出すこと、さらに子どもの病理から現われる症状をより改善の方向に導くために、教育環境をどのように変える必要があるか、その解決策を見つけなければならない。したがって、親が子どもから影響を受け、同様に子どもも親に影響されるのだから、まさしく反転が起こり、その時、成人から子どもにまで広がっている薬物療法をどのように用いるか、子どもの体質に合わせてその効果を評価することが重要になってきた。一九九八年、M・ラター[1]は、『児童心理学と精神医学ジャーナル』に発表した論文「児童精神医学における臨床的実践の指針」の中で、治療の場について述べ、将来とるべき方法を示している。この論文には、子どもの実体験よりもむしろ子どもが感じたことや幻想に精神分析を生かす方がより重要であることを明確に述べている。

(1) 巻末参考文献【44】。

大まかに二つの面が見られるように思う。まず、しばしばリスクファクターとして扱われる発達・脳器質的問題、認知の障害などで、体質の問題と言っても良いかもしれない。もう一つの面は、社会心理的問題、つまり幼児期の体験や社会化、環境との相互作用のレベルで、脳や社会心理的なものに対して出来るだけリスクを少なくし、行動面での発達が病的にならないように配慮しながら、環境を変えることである。

したがって、極端に単純化してしまうと、発達面や能力に関係する脳器質的な理由により、予防の観点から、子どもに対してある種の社会心理的整形外科的な方法をとるのではないかと指摘されるかもしれないし、精神内界の構造に無知であったりあるいは無視して、まるで機械のように鋳型にはめた型どおりの相互作用を利用しているように見られる。

現実にはアングロ・サクソン系で支配的な考え方は、今や仮説から信念になってしまった生物学的な障害による考え方である。それがたとえ生物学的な障害(「生物学的」とはだいたい「発達的」と理解されるのだが)のプロセスが誤って理解されたとしてもである。

挑発的な言い方をすれば、臨床面での知識を広げなければならないと考えることがふさわしいとしても（統計的な研究に役立つ評価尺度を作成する場合にも見られる）、「過去の死んだ木」は放棄され、フロイトやピアジェやシュタイナーの理論が廃れてしまったことを認めねばならず、さらに精神分析、家族療法、反精神医学が「宗教」だとかたづけられてしまったことを忘れてはなるまい。こうして、自閉症はまさしく脳器質的な機能に関連し、基盤に認知の欠損が認められ、そう考えることで遺伝学や生物学の方向性を持った特殊な診断分類が創られることになった。注意欠陥障害について言えば、多動という名称のほうがなじみがあり、「微細脳障害」の名称に戻すことを拒否したとしても、結局のところ、一般あるいは特殊な認知の障害や神経系の発達障害という言い方を採用することになる。行為障害は、もはや内的葛藤が外的に表現されたに過ぎないと見なされ、幼少期の挑戦性障害や個人の性格や気質に関連するとしても、認知の障害が指摘されることはない。すべてがリスクファクターの発見と同定に向けられ、そのため必然的に、発達に関するアドバイスしか考えようとしない。教育（精神社会的面）の目的は、防衛、適応、防御のメカニズムを打ち立てることであり、発達の障害であれ、脳器質的障害であれ、経過が重篤なものにならないようにすることである。だから研究方法や対象は、分子生物学、環境の危機管理、認知と感情の統合、脳の機能的画像学といったものにまで広がるだろう。こうして、子どもを単純化していく二つの過程が見て取れる。一つはビネーが知性だけを取り出したことによって、教育学的ではなく子どもの魂を抽象化し使い勝手の良い概念化へと向かう科学が確立し、二つ目には流行しているアングロ・サクソン的な方向と軌を一にし、因果関係から導き出された仮説によって、機能的画像学と心理社会学が混合された方法を用いて、行動の科学的検査を実施するようになった。いくつかの精神機能の中でしっかりと確立してきたと思われる知能の理論に、はっきりと確認できないいくつかの原因から精神が揺すぶられるとする理論や、生物学的な障害あるいは発達上の体質の問題に関係する理論が対応する。発達心理学、精神分析は完全に排除されていないにしても、一つの役割しか果たしていない。一方で、疾病に関する考え方や研究は、生物学的原因、認知、疾患単位ごとの障害分類に向けられている傾向にあると言えよう。

Ⅷ　成長できない子ども：小児分裂病をめぐって

小児精神病の歴史は、アングロ・サクソン系の歴史家たちが、精神医学前史（十九世紀）と呼んだ時期から始まるが、「ヴェザニア」に関するイタールの論文と、サンクテ・デ・サンクチスの「幼児期痴呆」とのあいだに、歴史的空白が認められる。この空白の時期は、子どもにおける狂気、「精神錯乱」、精神病の可能性を、繰り返し否認した時代である。つまり、一八三八年に殺人を犯した十一歳の少女を診察したエスキロールが、彼女は悪魔的な習慣を持っていると判断される、と述べた時代であった。さらに一八八三年にクレヴァンジェは、世界中の文献を繙いても、子どもの精神疾患はたった五五例しか見つけられなかったと報告している。モズリーは、著書の『生理学と精神病理学』の中で、三四頁にわたって乳幼児期における狂気について書いたものの、同僚たちから厳しい批判を浴びた。しかし、その批判に対して、一八八〇年版で彼は、子どもにおける狂気が同僚たちに「不自然」なものに見えるとしても、異常性を研究することに正当な理由があること、つまりそうすることで、新しいそして実り豊かな研究方法を手に入れることが出来ると述べた。しかしながら、症状と発達段階の相関関係、成人用の分類から子どもの分類を別にすること、器質的な原因を求めるといった、より新しい考え方はまだ触れられていない。モロー・ドゥ・トゥール（一八八八年）、マンハイマー（一八九九年）、アイルランド（一八九八年）のそれぞれの研究では、子どもにおける狂気の研究は、成人の「精神障害」分類に準拠して述べられている。

サンクテ・デ・サンクチス[1]は、「幼児期痴呆」を記載し、知的発達が周囲に知られるまでは正常であった子どもなので、神経学的原因が見つからない「ヴェザニア」を考え、知的障害と区別したのだった。正常に発達した子どもが、四、五歳になると急激に知的に退行してしまう症例を、一九〇八年にヘラーが記載し、徐々にこれと類似した症例報告が増えていき、「機能的」障害という考え方が現われ、生後三、四歳頃に脳の特定部位に障害は見られず、さらにこの年齢までは知的情緒的発達は正常であった。こうした発達過程を辿るのが白痴である。

(1) サンクテ・デ・サンクチス(一八六二〜一九三五年)。イタリアの精神医学者、心理学者。イタリアの精神医学、心理学、夢心理学のパイオニア〔訳注〕。

こうした病気、いやむしろ障害と呼んだ方が良いかもしれない病態が、長いあいだ名前も付けられないままであった。一九三三年に、ポッター[1]が、この病態に小児分裂病という病名をつけ、成人の統合失調症(精神分裂病)を下敷きにして臨床的診断基準を決定したが、症状出現以前は正常な状態であることを考慮したため、診断基準から症状出現の規則性を除き、代わりに両親について、厳格な母親と弱々しい父親の組み合わせが、頻繁に見られることを付け加えている。ルッツ[2]は、一九三七年に、年齢としてはやや遅れて症状出現が見られた、脳障害を伴う境界例について報告している。

(1) 巻末参考文献【45】。
(2) 巻末参考文献【46】。

一九三〇年代の終わりに、アングロ・サクソンとヨーロッパ諸国では、「精神分裂病(統合失調症)反応」という見方からデータが集積され、一方フランスでは「幼少期痴呆を伴わない精神病」の考え方がそのまま残り、これらの病気に随伴する症状として成人型精神分裂病(統合失調症)との関係から解離を考えるべきであるとした。しかしながら、また別な考え方が、ドイツのオンブール、ロシアのスハセヴァ、そしてアメリカではL・デスパート[1]が、「最初の衝撃と臨床的展開」に関して、大人の精神分裂病(統合失調症)との違いについて論じた。

（1）巻末参考文献【47】。

一九四三年に、カナーが「早期小児自閉症」について発表し、数年後には小児分裂病について四つの流れが現われている。aアメリカでは多くの研究者が、成人の疾病学に準拠した寄せ集めの記述が数多く見られ、母親と子どもとの関係が原因であるとする病因論が展開され、生物学的あるいは遺伝学的な考えを排除している。ランクは「非定型的な子ども」という用語をつくり、これまでヘラー病として記載されていた早発性の深刻な発達障害のすべてを、そして子どもの精神分裂病（統合失調症）あるいは知的障害を、一切合切この用語で説明している。こうした考え方では、母子関係が鍵になっていて、それはまるで異質の症候学であるが、新生児学の周辺で認知された。bこれとは反対に、L・ベンダー[1]は、臨床的に症状がまだ明らかになっていない脳障害を想定して、子どもの統合失調症と定義している。つまり「行動面に影響を及ぼすような成熟過程の調節に関する障害が、子どもに見られた場合、胚芽期における成熟の偏奇によって行動異常が現われ、胚芽期の成熟過程は行動図式の初期、つまり出生前の段階では可塑的であるのが特徴で、出生のような生理学的危機によって活性化される」と述べている。cフランスでは、知的障害に統合失調症が接ぎ木されるのではないかという問題が提出された。ユイエは、タルゴラとラマシュが一九二八年に発表した知的障害の進行という考え方を支持し、これを進行しない知的障害に接ぎ木された統合失調症と区別してきた。これが「統合運動障害を伴う進行性の障害」という概念に統合されて「成熟障害」と考えられ、器質因や神経因に一致した理解の試みがなされた。dM・マーラーは、一九四九年に「小児共生精神病」と名付けた病態を報告した。彼女は親子分離による恐慌性不安を代償するために、絶望的な努力をすることが原因であると指摘し、発達と精神形成に関連した「子どもの精神病」の精神因性についてはじめて説明した。

（1）巻末参考文献【48】。

一九六五年の論文（「行動科学」）の中で、カナーは、ある種の基本形を定義している。子どもでは、統合失調症圏や統合失調症の疾患単位はないこと、ある種の特殊性に注目すると、ある一つのグループなるものが確かに存在する。しかし、このグループには、共通の特徴はあるものの、臨床的にも病因論から見ても均一ではないことを認めねばならない。結局のところ、機能によって器質が排除されない。つまり生得的なものと経験的なものとで、共通の作用が存在するのである。

「後天的な白痴」が侵入する前に、こうした状態について報告する際に、成人と同じように早発性痴呆、次いで統合失調症と記載されたものに頼ってしまう誘惑がいかに大きいか、そして成熟と発達の概念に準拠しているため、子どもの特殊な精神障害の概念に至るのに、あまりにも時間がかかってしまったのはこのためである。

IX　奇妙な子ども

一九四三年、レオ・カナーが、雑誌『神経症の子ども』に、「情緒的接触における自閉的障害」というタイトルで論文を発表した。一年後には、「早期小児自閉症」（早発性小児自閉症）の名の下に、一一症例を取り上げ、これをまとめて一つの特殊な症候群という見方をしている。「こうした子どもたちは、生来一般的な子どもの反応を示さない。生まれて数か月後には、それが明らかとなり、いつになったら子どもの反応を獲得するかも予測できず、獲得されたとしても、その後うまく適応できるか不明である。したがって、他者との情緒的接触が出来ないままになってしまう。無機質な環境では、触覚を用いて驚くほどうまく関係をもてる。外的環境と強く関係を持つときには、周囲が変化していないかどうか確認するために警戒心を張り巡らせる」。一九六五年、統合失調症と小児自閉症のレビューで、彼は自分が記載した自閉症患児は、独自の生と自律性を持っているときっぱりと断言している。研究を続けながら、カナーは少しずつこの症候群の特殊性を明らかにし、適応行動についても言及したのだった。一九七三年に、[1]ジーン・M・シモンズ[2]が一九五五年に創設したリンウッド・センターの活動について報告していて、それはこのセンターに一年から十二年間入所していた「精神病あるいはそれに近い子どもたち」についてのものである。この報告でも、二つの重要なことが保留のままになっている。それは治療法と診断である。治療方法は特殊である。と言うのも、医療チームは子どもについて何も知らないという状態で受け入れるわけにはいかない。子どもを受け入れ、同時にこうした子どものユニークな特徴を理解できなければならない。チームに科されているのは、子どもの嗜好、拒絶、身体の感じ方を理解し、関係性をとることである。攻撃行為と自傷行為はコントロールされ、プログラムは、子どもの能力に合わせて考えられている。報告された三四人の子どものうち一五人が小児自閉症と診断され、残りは小児分裂病、小児痴呆、脳器質性障害であった。三四人中九人が社会適応できたのである。その数は少ないとしても、すべての症例でめざましい進歩が見られたことに変わりはない。

（1）巻末参考文献【49】。

（2）ジーン・M・シモンズ（一九〇九～二〇〇五年）。カナーと一緒に自閉症研究を行ない、リンウッド・センターを設立し、小児病院で初めて児童精神医療を開始した〔訳注〕。

同じ頃アメリカでは、「小児分裂病」の名の下に多くの研究者たちが記載した病状報告が集められ、その中には年齢、発症の様子、思いついた病因論と関連させ、独自の疾病分類を練り上げる研究者もいたのである。ロファーとゲール[1]は、収集した症例を、ベラックとレーブの「分裂病症候群」（一九七〇年）として扱っている。「小児分裂病に当てはまると診断されたもの」を列挙し、小児分裂病症候群について九つの臨床的特徴を抽出し一つの疾患単位として提出している。①他者との情緒的交流ができない。②自我意識の欠如。③特定のものに対する病的なとらわれ、あるいはその傾向。④直接的な環境の変化にも反応しない。⑤認知の歪み。⑥強い不安の持続。⑦言葉の遅れ、あるいは獲得できない。⑧運動機能の不均衡。⑨知的発達の遅れ、年齢と比例した知的集積が見られる。この章に続いて、ロファーとゲールは、L・ベンダーの特殊な事例、小児分裂病（九歳から十二歳までに見られた）、ベッテルハイム、ゴールドファーブ、カウフマン、デローリエの概念などを取り上げながら、さまざまな手法でこれらがある種の中枢神経系の障害であると指摘した。つまり、ベッテルハイムでは、慢性的な恐慌状況に対する反応。ゴールドファーブでは、奇妙さと親の当惑。デローリエでは、自我の形成不全。カウフマンによる、自己が形成されないために対象関係が壊されるのではないかという恐怖。といった指摘である。

（1）巻末参考文献【50】。

子どもの「精神病」に関するこのようなレビューを読むと、発病の経過と進展からはっきりと命名出来るような診断基準が求められていたことが理解されよう。一九七〇年、「統合失調症、精神病、自閉症」について、「最も深刻な偏倚の子ども」という表現を躊躇するようになり、やたらと症候群が用いられるようになる。

フランスでは、ヴィラール[1]が、一九八四年に、小児精神病の診断分類を提案し、それは乳幼児期に出現する精神病を充分に考慮し、その中ではカナーの自閉症も含まれるのだが、かなり定義を拡張して、正常発達の二、三年後に症状出現のものも、知的遅れのあるものも、ないもの（アスペルガー症候群）も含めている。

（1）巻末参考文献【51】

子どもの精神病を目の当たりにした精神分析家は、脳器質的あるいは精神的な原因で構成された「精神病の中核」という概念を創りだした。一九六九年に、ミゼスは、構造的診断基準の研究を記したが、象徴機能の始まり、線的関係による遮断、権利の喪失あるいは分断による不安などについて、大きな断層があるとした。この断層が成長運動の中に再統合され、ウィニコットは、「精神病に共通の核」と呼んだものから出発して、「不調和の成長」と考えたのである。一九七二年に、F・タスチン[1]は、「自閉症バリアー」と名付けたものを考え、治療に関して独自の心理力動的分類を提出している。

（1）フランセス・タスチン（一九一三～九四年）。英国の精神分析家〔訳注〕。

一九八〇年代になると、「小児分裂病」と「子どもの精神病」という表現が、三つの重大な影響と共に「自閉症」に取って代わられる。つまり、リングウッドの治療方針（認知障害を代償する）、精神分析的治療、疾患単位と脳器質的な原因の研究、の三つである。

一九七〇年代の終わりから現在までに、アングロ・サクソン系の国々では小児精神病のこれまでの概念と決別し、「広汎な発達の障害」（一九七九年、カナーが創刊した雑誌『自閉症と小児分裂病ジャーナル』から『自閉症と発達障害ジャーナル』と名前が変更される）という概念に取って代わられた。一九八四年、DSM—Ⅲは、「広汎性発達障害」の章を設け、一九九四年にも採録されているが、次のように書かれている。自閉性障害は出生時に七五パーセントが知的障害を合併し、レット症候群は生後（五～三十か月）正常な発達を見せるが、その後重篤な知的障害に陥る。崩壊性障害では二年間正常発達が見られるが、その後に退行する。アスペルガー症候群では認知面での遅れはないとしても、社会的な関係を築くのが困難である（カナダでは、「欠損なき発達の広汎な障害」と呼んでいる）。子どもの統合失調症は、きわめて稀で、八〜一〇年正常発達後にゆっくりと出現する。脳の機能障害という仮説のおかげで心因に関する議論は遠ざけられ、精神分析は何ら寄与しないとして役に立たないと言われた。

アングロ・サクソンの諸国では、できるだけ早く原始的な情緒の相互作用が欠けていることを明らかにするのが重要であると考え、一方フランスの研究は、精神形成における欠陥を調べる方向に向かっている。つまり、そこから早期の母子関係に関する研究も含めて、さまざまな行動について研究が進められている。

こうした研究姿勢における対立や躊躇の結果として、実際に出版された本に問題行動がどのように書かれているかが理解できるように思う。こうした子どもの親たちを、脳機能障害の研究、行動療法による適応行動、精神医学の領域から認知行動療法的なものへ向かわせた。F・タスチン、D・メルザー、フランスではG・アーグといった精神分析家[1]による研究も発達の各段階での欠陥を調べるものであり、ついには母親と新生児の関係を観察し、まだ関係が出来上がる前に歪みや偏倚を見つけ治療をしようとしたのだった。自閉症、つまり発達の広汎な障害の歴史は、現在このような状況にある。

（1）巻末参考文献【52】【53】【54】。

第二部　児童精神医学は一つのダイナミズムである

第一章　本質(1)、実在(2)、そして全体性

（1）本質に関連する言葉は、本文中に本質（essence）、本質的（essentialiste）、本質的なもの（l'essentialité）として用いられている〔訳注〕。
（2）実在に関連する言葉は、実在（existence）、実在的（existentiale）、実在的なもの（l'existential）である。この章では「本質」と「実在」という言葉が頻出する。おそらくサルトルの「実存は本質に先立つ」と同じような使われ方をしていると思われるので、このように訳出した〔訳注〕。

児童精神医学と呼ばれるものが、実際のところ、ある一つの要請に対するさまざまな反応の寄せ集めでしかなく、しかもその反応は待ったなしで、きちんと分析されたものでもないことを、ずっと以前から明らかにしたいと考えていた。ほとんどすべての症例で考えなければならないことが、医療の本質からすれば周辺的なことであり、子どもは再教育、調査研究、保護、矯正などが必要かどうかを検討する対象なのだが、子どもの定義や表現が時代と共に変化しながら、まるで子どもの理想の姿を追い求めているように見える。かつて、子どもは親の持ち物だったが、今日では、子どもは社会的に理想の姿としてとらえられ、親たちもこれを受け入れるようになっている。子どもは、家族の中に不意に出現すると

き、神秘から生み出された見知らぬ完璧さをもったものなのである。子ども自身の中に存在するかもしれない危険が見つかるまでは、できるだけそれを回避しなければならない。

児童精神医学の歴史に二つの突出した反応が見られた。最初は野生児の出現に関する反応で、これをはっきりと分類することはなかったのだが、今なら野生児、風変わりな子ども、それに多くの場合自閉症と考えられる子どもたちなどに分類されている。どのような反応であれ、できるだけ人間らしくならなければならないため、矯正される方向にしか向かわなかった。すでに述べた問題提起（「単純な」方法では要約できないいくつかのアプローチが混じり合っていることを明らかにしながら）から、個性化に関する問題が数多くあることをすでに書いたので、そこにはっきりとした対立概念が見てとれるであろう。一方では、生得的、本性、有機体であり、もう一方では、後天的、文化、生き方、精神性である。

この対立概念は、疾患によって分けられているのではない。発達心理学者は伝統的に知的障害を含めずに分類し、器質論者は神経症患者のように分類してきたのであり、実際、こうした分類を行なう思考が、子どもへのアプローチを区別するのである。一方のアプローチである本質的（前出訳注1）、器質論的な考えでは、治療の根底に回復よりも正常に見えることを目的としている。ハンディキャップに似たこの疾患を予防する目的から遺伝に関する助言として、優性学的に不妊、断種までが遺伝学的研究では期待されている。

もう一方のアプローチは「実在的」（前出訳注2）（「実存主義的」ではあまりに意味が広がりすぎてしまう）で、

後天的なものを対象に考えている。先天性のものを無視しているわけでないとしても、その場合には子どもは治療され、そして教育されるべき存在と見なし、部分的にしか成功しないとしてあまり期待されていない。例を挙げると、心理的そして社会的レベルでの予防について言えば、それは子どもの権利に基づく要請である。治療者は不幸な子どもの世話をするかしないかなのだ。最初のアプローチでは、人間と異なる印が刻まれている何者かなのである。

私が述べていることがきちんと理解されたとしても、問題は本質とかあるいは器質的な障害などではない。二番目のアプローチも同様にそうであれば有効である。もっとも、精神病になるトリソミーがあることはよく知られている。同様に、てんかんの子どもを治療する場合にも、発作を完全に消失させようとするのである。

一つの基準(クライテリア)が、私がすでに述べた問題提起とかなりシンプルに対置されるかもしれない。それは愚かな子ども、あるいはそのように見られたり、あるいは精神科医が見てどうも普通と違うと思われるような子どもが存在するということである。そうした子どもを何とか人間にしようという野心をもち、人間のように見えるようにしようと大いに努力したイタールや彼の後継者たちにとって、このような子どもは人間とは別な存在であった。治療者がこの不幸な人間に似たものを治療するが、最初のアプローチでは人間と異なる印が刻まれている何者かですらないのかもしれない。自閉症を記載し、問題を改善しようと試みた人びとにとっても同様に人間とは別な者であり、器質的に想定された病巣を発見できなければ、治療しようという希望すら失せてしまう。小児の統合失調症では、成人の統合失調症と異なる症状が出現したり、鑑別できない特徴がいくつかあったとしても、(年配の統合失調症と同じような) 臨床像が類似しているので、精神科医が成人精神医学の分類を適用した場合でも、きちんと分類できないという奇妙な感覚をもつのである。

翻って、もう一方の問題提起から見ると人間に似ている者として、子どもが認知され、大人と同じように心の中で善と悪との戦いが行なわれ、人間の本性が悪 (しかし善に変えられる)、あるいは本性は善 (悪しき影響の基に駄目になってしまうこともあるが) の傾性を見ることができる。初めは神聖であったものが、外的な要因 (トラウマ、乱用、詐欺) によって変えられてしまい、あるいはさまざまな理由によって、あらゆる矯正も排除されてしまう。

ビネーのような科学的評価に関する疑問は、とりわけ学校において、規範との関係を評価するために、能力偏差の指標が使われている点にあるようだ。

児童精神医学がずっと続けてきたこの二つのアプローチにおいて、ほとんどつねに実在的なもの (前出訳注1) を犠牲にして本質的なもの (前出訳注2) に特権を与えてきたように見える。つまり子どもの実在を考えず、理想的なイメージに似ているものを見つけることが矯正に繋がるとしてきたのである。アプローチがどのようなものであれ、操作は実在を没収する方向に進み、子どもは与えられた実在に関する権利しかなく、自分自身の実在に関する権利はない。この実在的方向性は、子どもの治療者がみずからをどのように語りあるいは思おうと、何者かであらねばならず、子どもに対して実在の返還を行なう可能性のある手続きに向かわせるに違いない。思うに、制度や実践を通して行なわれてきた児童精神医学は、現実の子どもが十全に生きられるためには、児童精神医学の問題提起の基盤にある本質的〔前出訳注1〕と実在的〔前出訳注2〕のこの矛盾を克服しなければならない。

「きわめて人間的、だって複雑なのだから、図表に表わせないということ」俳優ルイ・ジューヴェ(1)は「ハムレット」を引き合いに出して語った言葉に、人間存在が見事に浮かび上がる。児童精神医学は、知識や権力や理論の道具であるよりも、問題を抱える子どもを異質さとかけがいのない存在として理解する一つの実践である。

(1) ルイ・ジューヴェ(一八八七〜一九五一年)。フランスの俳優、演出家、劇団主宰者。パリを本拠として、国内外へ度々巡演した。多くのフランス映画に登場して知られている〔訳注〕。

第二章　児童青年期精神医学(1)の特殊性

（1）「児童青年期」（infanto-juvénile）juvenile は「若い、青春」、adolescent は「青年期」は、フランスでは十三歳以上について用いる〔訳注〕。

一般に児童精神科医と言われているが、児童精神科医に患者の若さを与える意味で、「児童青年期精神科医」という呼び方にしてみてはどうだろう。この分野がまだ若いのも事実だし、これが認められれば（フランスの医療審議会は「子どもと青年に特化した精神医学」という資格を一九九九年に規定した）、今まさに確立しつつあるもの、あるいはすでに存在しているものを追認したと社会に公表する効果があると思えなくもない。「児童青年期」という呼び方は、発達し続け成人になる前の二つの段階であり、成人になるために子どもや青年期を最良の方法で準備させなければならない。そこまでがわれわれの仕事である。

児童青年期精神医学は成人に対する（普通の）精神療法と同様に、子どもを主体を持った一人の患者として扱う。そのように子どもを扱ってこそ、児童青年期精神医学は似非教育、偏向、仮面をかぶった誠実さとは違うものだと言える。刻印が押される新しい蜜蠟のメタファーが、野生児について人間の起源に関する神話を確認できるという何とも疑わしい弁明に結びつく。現代文明の問題（薬物から暴力、ニコチン中毒からエイズ、非行から人種差別まで）に関する議論もなく、知識人たちも同様で、早期教育による予防効果について涙が出るような観念的な言葉しか出てこない。おまけにお坊ちゃまたちは幼稚園から虫歯やタバコの害についての話をやたらと聞かされている。人間の本性に関する哲学的あるいは心理学的議論について言えば、それはこれまでの不確かな考え方で作り上げてきたある種の「子ども時代」を、多かれ少なかれ暗黙のうちに反映している。新生児の逞しさと弱さについて論じられた偏見を一通り検討してみると良い。

アリエス[1]によれば、子ども時代という考え方は最近のものであって、以前は子どもは大人のミニチュアであり、それはかつては存在しなかったか、あるいは大人になったときに抱く投影なのだと、主張している。強制労働や性的搾取の犠牲者から、子ども時代に関するさまざまな観念論の中での自己疎外という目に見えない形まで、子どもはさまざまな対象であることを余儀なくされてきたのではないだろうか。子ども時代とはユートピア的に構築されたものとは別なものとして存在するのだろうか。子ども時代を知らない、そしてそれを経験していない大人たちが懐古的に思い描いた「子ども時代」に、子どもが結びついたことがかつてあっただろうか。

（1）巻末参考文献【55】。（邦訳『子どもの誕生』みすず書房）

児童精神医学は、「子ども時代」の理想を持っている職能たちの集団であることは間違いない。しかしながら、彼らの実践は子どもの現実に向き合うことであって、大人の治療から見た懐古的な子どもでもなければ、神話化されたフィクションとしての「子ども」に向き合うことではない。児童精神医学は確かに一つの実践であり、おそらくそれ以上のものではないのだが、「子ども時代」という観念の隠れた影響やそこに内在する理想から解放されていないだろう。児童精神医学の実践は、それを定義するだけで事足れりとして良いだろうか。その射程には教育的、教育学的、再教育的、落ちこぼれ対策的、社会的な要請も反映している。「子ども時代」と同様に人間存在を生み出す(たとえば系統発生の再生産)役割など考え方があまりに違い過ぎるので、児童精神医学は子どもについてもあるいは「子ども時代」という考えが具体的には何かという問いかけにももはや答えられない状態である。「子ども時代」について考えた事柄を、実際に子どもに用いようとする「子ども時代」の精神医学と、児童精神医学はどのように区別されていくのだろう。現実の子どもはもはや素材でしかなく、疾患単位としてよりも「子ども時代」という一個の総体の具体例として存在する。同じようなことは、おそらく十六世紀の研究者たちが野生児に対して行なっている。野生児に対して人食いの野蛮人(フランシスコ・ロペス・ゴマラ)、あるいは自然状態の野生児(テヴェ、ジャン・ドゥ・レリー)としか見ていない。翻って、児童精神医学は「子ども時代」についてきちんと確立すべきであるが、「子ども時代」という抽象的実体について、できるだけ観念的にならずに、何よりもまず実践を通してつくり上げる努力が必要であり、そうすればその実体が見えてくる。

狂気の子どもについて言えば、彼らのうちに二つの謎が秘められている（子どもの状態では固有の狂気を示さない場合もある）。フロイト[1]以来、子どもは人間と動物を隔てる深淵という特殊なバリアーを知らない多形的倒錯者として理解されている。つまり、子どもは近親姦、同性愛、など生殖器を普通とは違う目的で使うことについて嫌悪感やそれが禁止されていることを知らない。その上子どもが狂うとすれば一体どのようになるのだろう。性的、攻撃的、反社会的な傾向、教育が強圧的に抑え込むなど、危機は単に子どもの狂気の危険性としてだけでなく、その実体をどのようにわれわれが理解できるかと問いかけられ、目の前に突きつけられているのではないか。野生児の問題が原点であり、その後十九世紀の精神科医フェルス[2]が白痴と危険な精神障害者を同列に扱っていたことを知らねばならない。狂気の子どもは、子どもとは何かを知る一つの手掛かりであり、それに敢えて取り組もうとするならば、それを否定することも何か単純化して語ることもしないほうが良い。

（1）巻末参考文献【56】。
（2）フェルス（一七八四〜一八六一年）。フランスの精神科医、ピネルの助手を務め、ビセートルの院長となる。一八三八年の法律制定に関して、エスキロールとともに尽力した。司法精神医学の著作が多い〔訳注〕。

1　児童精神医学は理論の実践に他ならない

児童精神医学の実践から、われわれが抽出しようと思うのは、その実践の背後に横たわっている概念的な組織化についてである。児童精神医学の存在理由は、さまざまに異なる雑多な内容から生まれるのではなく（実践する者は時に両立し得ない事柄にぶつかる）、その方向性をつくっていく形式にあるというのが、私の仮説である。[1] したがって、まず実行しなければならないのは、児童精神医学の実践をしているすべての人が認める共通点、おそらくそれは子どもとの出会いがどのようなものであるかということになる。これを探そうと思う。

（1）巻末参考文献【57】【58】。（サンターヌ病院で行なわれた児童思春期精神科医の集まりでの画期的な講演を含んでいる）

2 典型的な病理学

最初に確認しておくこととして、患者の呼び方である。つまり「病人」という言い方でなく、「病気の子ども」という言い方である。[1]「病気の」は、もはや病気の状態にある人を指す名詞ではなく、とりあえず病気の状態にあることを認める形容詞である。精神病や夜尿症や摂食障害という言い方ではなく、精神病の子どもという表現になる（唯一の例外は、「自閉症」という言い方である。こうした表現には、この病気が回復不能のハンディキャップを背負うように不治の病で治療困難であるという誤った信念が見えてくる）。治療（セラピー）は、精神病理の事柄に用いるよりも病気になった人にこそ用いられるべきであり、その目的は、「病気の」という形容詞を取り除くこと、いわば健康な自己状態（アイデンティティ）を取り戻すことにある。一般の精神科医たちは治癒した統合失調症の人を、「安定した統合失調症者」[2]と呼ぶのであって、そうでなければどのように呼ぶのだろう。統合失調症者は決して治らないという信念が確固として維持されているのである。

（1）「病気の子ども」（enfants malades）malade が形容詞として用いられる場合には、「病気の」と訳され、名詞では「患者」の意味になる〔訳注〕。

（2）精神医学では、一般的に統合失調症について治癒しないものと考えている。勿論、治癒する例もあるのだが、治癒という代わりに「寛解」と言い、治癒したように見える場合には「完全寛解」、症状が少しあるが目立たない場合を「不完全寛解」と呼んでいる〔訳注〕。

病気は、確定したとしても、決まりきった自己状態（アイデンティティ）の一つでしかない。何よりも、子どもと向き合ったときに、子どもが見せる症状がつねに病気によるものだとは考えないようにしようと思う。ところが、児童精神科医たちが、精神の構造についての考え（精神を構成するさまざまの要素間の相互作用を想定したものではなく、一般精神医学的な解釈）を尋ねられると、意見はさまざまに分かれるのである。成人の一般精神医学が前提にしている比較的固定した考え方を踏襲し、その疾病分類を採用している（精神分析からも承認されている考え方）意見もあれば、もう一方では、それぞれの子どもに発達のダイナミズムがあるので、精神的構造の発達段階ごとに急激な変化が起きることもあり、発達段階が同じだとしてもそれぞれのダイナミズムによって精神の構造が異なるとする意見もある。

その上、疾病学的な記載が、児童精神医学では極端に変化しているのを実感せざるを得ない。一般精神医学の歴史を見ると明らかなように、さまざまな流行（たとえば、十九世紀のヒステリーは現代では心身症的疾患に取って代わられる）によって、その記載が変化してきているのと同様に、子どもの場合も同じで、知能障害、早発性痴呆、精神病、境界例、すなわち人格の不調和な発展など、時代と共に変化している。「子ども」という言葉が示すものを検討しなければならない。それは人間の一生から見ると、ある年齢の時期に位置している。また、世代間の繋がりから見ると、ある立場を言うのかもしれない。

3　児童として扱われる年齢：時間との関係性

このように、児童精神医学が扱う子どもの患者の年齢は、人間の一生から相対化される。時間性は、子どもが成長する自然のダイナミズムと異なり、また学業（学業では留年などのペナルティがある）のそれとも異なるばかりでなく、治療経過を検討する際に具体的に判断する臨床像の変化とも異なるのである。

われわれは次の二つのことを思い起こさなければならない。一つは、子どもはつねに変化し何かに変わる存在であり、子どもに関わる仕事は、彼らの発達と将来大人になってからの生活の中に位置づけられるということである。もう一つは、子どもの年齢には終わりがあり、それはすでに予想されているわれわれとの別れなのだが、その先にあるのは別な形の治療継続か、あるいは治療の中止である。

時期が来れば、人間は働かなければならない。子ども時代の終わりは人間が定義したものであり、大人たちがもう子どもではないのだといって誘い出した道筋を、その後は大人の手助けなしに行くしかない。親との別れの年齢が決められていないとしても、それは治療的アプローチを活性させる人生のダイナミズムの中に位置づけられている。とは言え、治療的アプローチはほんの一時のことである。

時間性を意識しなければならない点が一般精神医学の場合と異なる。一般精神医学では時間がある、つまり治療的アプローチについて時間を考えないこともあり、慢性疾患ではしばしば諦めに近い思いに身を委ねるしかない場合もある。

4　異常か否かは親が決める：近親者の存在

子どもは患者であったとしても、必ずしも医療機関の顧客ではない。援助を求めてくるのは子どもではなく、子どもの両親（学校やソーシャル・ワーカーなどから強く勧められた）である。訴えが子どもからではなく、その両親から相談を受けることになり、内容あるいはわれわれが担うさまざまな役割によっては、相談の場が一挙に治療的な場となることもある。治療を受けるべき患者である子どもの訴えによっては、治療が禁忌であることもある。訴えが性急な場合にはとりわけそうした傾向が見られる。むしろあまり緊急を要しない場合が多い。精神科医の中にはこうした状況を利用しながら、親を患者として治療する場合もある。こうした対応が基本である。親がお金を出すのであり、われわれが治療するのも、親からの要請があってのことである。われわれは親に対して説明しなければならないし、子どももそれを感じるに違いない。少なくとも、子どもの状態が良くなるように大人たち、つまり近親者や親などが治療の専門家たちに連絡を取り積極的に働きかけてくれたことを、子どもに理解させる必要がある。子どもの過去を検討してみると、罪責的な気分になる医療関係者もいるのだが、過去があって現在があるのである。治療開始時のスタッフの配置を見れば、子どもが最良の状態になることを目指していること、親を激励するばかりでなく、治療チームが役割をきちんと果たしているか、第三者に加わってもらいたいという親の意向が反映されているかなどが理解される。

親であると世間から認められていることが、親にとって重要である。「児童精神医学」という名称が、親たちに親らしく振る舞うように要請し、治療場面では親から子へと受け継がれてきた事柄について触れなければならない。親は祖父母から見て子どもだった自分のことを語り始め、世代から次の世代へほとんど変わることなく続いている悲しみや苦悩を語り、自分たちの家族の原点がどのようなものなのかを話し始める。世代間の担い手として子どもがいるのであり、連綿と続く親子の繫がりが子どもを動かし、子どもがこの繫がりを動かしている。さらに個人精神療法から得られた親たちの言動が、こうした親子の繫がりに関係がない場合には得るものは何もないが、治療を受けている人間の頭の中にある精神的問題が親子関係に関わる場合には注目しなければならない。子どもの両親について夫婦療法があるが、これは原則的に対象選択を扱うので、児童精神医学的には得られるものは何もない。

5　地域における児童とその両親

しかし、家族だけが相手ではない。ソーシャル・ワーカー、教員、調査官、社会心理士、小児科医、児童保護課の役人、一般医など多くの人びとと連携を取る必要がある。普通学級や特殊学級で問題を抱えている子どもの検討、教育委員会の集まり、小中学校の保健の集まり、さらには「障害」のある児童を持つ家族に手当を支給したり治療教育インターネットへの加入を促す「特殊教育局」、福祉的に教育を援助したりあるいは非行の子どもに開放処遇の場を提供することを決定するための委員会にも、さらに少年審判の判事との協議、子どもが入所している施設での検討会等々に出席しなければならない。以前は、こうした集まりに親が参加するたびに、関係機関が親に対してその都度連絡してこなかった。このような地域的取り組みはしばしば法的な枠組みで公的に行なわれ、子どもに関わる関係機関の人びととのあいだで調整がはかられる。養子縁組の取り組みの場合は厄介で、関係機関との連携と、職業上の守秘義務とを両立させなければならない。児童の精神分析を行なう人びとは、伝統的に、コンサルテーションの場で話されることと距離をとっているが、それとは異なり、われわれはどのようなケースであれ、現実の決定に参加しなければならない。極端な場合、われわれがこうした集まりにたった一度しか参加しないこともあり、参加しない場合には明確な理由があってのことであり、われわれの実践を規定している法律にそうしてもかまわないとあるわけではない。

6 さまざまな治療のかたち

児童精神医学において、その実践における臨機応変さや柔軟さがつねに求められる。成人に対する古典的な精神療法は、方法がきちんと体系化されていて、おもにクライアントの語る言葉で展開される。

成人の場合の実際の治療では、長い歴史があり定型的に形が決まっていると言える。薬物療法、精神分析的方法、作業療法等々である。児童精神医学ではこれと同じような形で治療が全体として体系化されているとは思えない。年齢、病理、問題の種類、愁訴によって治療の形が変化する。

さらに子どもの症状、言語的ラポールや内省力がどの程度あるか、さらに造形、言語、音、身体を用いた表現[1]からも検討され、治療法にそれぞれのケースによって何を用いるかを考えなければならない。

（1）「造形、言語、音、身体を用いた表現」とは、芸術療法を指している。著者の専門分野は、児童精神医学と共に芸術療法が挙げられる。芸術療法については、文庫クセジュ『芸術療法入門』を参照されたい〔訳注〕。

児童精神医学では治療にあたって明確な形を創造することが要求される。乳幼児、小学生、遺尿症、幻覚におびえる子ども、精神病の子ども、青年期の子ども、重複障害、神経症、薬物依存など、さまざまな年齢層と症状によって、治療はそれぞれでかなり異なるのは明らかであろう。

まず、児童精神医学の実践は、ひとつの演劇的と言っても良い「表現」であって、そこに何人かの登場人物（それは患者と治療者だけとは限らない）が毎回異なった場面で演ずることになる。児童精神医学では、心理学的意味で、子どもの「表現」が重要である。これを私は「奥行きのある心理療法[1]」と呼んでいる。

（1）「奥行きのある心理療法」とは、芸術療法のことである〔訳注〕。

7　遊びと創造を通しての寄り添い

児童精神医学の特殊性（とりわけ芸術療法を用いて子どもの問題に当たる）は、日常的な自分の思いを語るといったものとは異なる表現を積極的に活用しようとすることにある。子どもは二つの極のあいだを揺れ動く。一つの極は、自分自身を直接的に語り、「私／ここ／今」（場合によっては、「私／どこか／自分の過去」にもなるのだが）、もう一つの極は、「それ（英語のit）／どこか／ある時」、つまり「私」を語るのでなく、誰かについて語る場である。

児童精神医学の中で語られる言語も他の場合と同じように一つの言語であり、フィクション（物語）、造形、図像、身体、リズミック、演劇の表現もここでは言語なのである。おそらく、心身両面へのアプローチ、心の内面を扱う古典的セラピー、心理教育的指示、リラクゼーション、粘土やプラスチック製の組み立てブロックを使った作業、マリオネットを用いる。いずれにしても、物語や音楽に耳を傾けることが重要なのである。どれくらいの時間がかかるか、それは子どもによって極端に異なる。あの子どもにはそれを、この子どもにはこれを、というように治療形態の選択をきちんと行なえば、それですでに治療の方向性が示されたことになる。子どもの心理療法は、言葉の間主観的なやりとりで展開するのではなく、対象（オブジェ）のまわりを循環する。身体の位置も眼差しもときどき刻々と変化する。空間は具体化した象徴で占められ、そこではプロクセミクス[1]が重要である。言葉、身体の動き、創造されたもの、作品がどのように創られたか、その形態、初めと終わりに行なう約束事など、その距離を測る。

この時空間で生み出されたもののすべてが、外観よりもずっと視覚的、聴覚的でインパクトが強く、焦点化しやすい（劇的な「何もない空間[2]」のように）。子どもの内面に潜む力が観客である治療者の前で、自分を客観的に眺め、言い訳や説明することもなく、まるで子どもが自分自身のことを自分に語りかけるかのように明らかになっていく。子どもは、演じている自分を眺めながら演じる能力を持っているに違いない。

（1）近接学（生態学、民族学）。動物や人間がとる個体相互の距離のとり方や周囲の空間に対してもつ距離関係などを通して、各文化や種の特質を探る研究分野〔訳注〕。

（2）巻末参考文献【59】。（邦訳は『何もない空間』、晶文社）

場面に即した形で生み出されたものとの関係から居場所が決まるのであって、それは分析するのとは明らかに違う。たとえば、創り上げられたものをより詳細に検討しようとする際に、その内容と同じように創造されたフォルムに、つまり創造的寄り添いが転移という形でつねに影響を与える。子どもの創作過程は象徴的な過程である。創作過程に秘められた意味内容を探求するのと同じように、潜在的「意味」の指標と結びつけられて解釈される。取り立てて何らかの変化を引き起こすわけでもなく、治療を区切るような（たとえば創り出された物語の登場人物が語る言葉）変化したフォルムの有り様から意味内容が解明されるのである。別な言い方をすれば、治療的営みは音、色彩、あるいは仕草などそのすべてで展開されるとも言えよう。

児童精神医学は、実際、もはや象徴的でもあるいは表現としての体裁すらとれなくなってしまった精神的活動の過剰に対して、失われた身体を取り戻すこの動きの中に含まれている。精神活動は、創造や性格変化を示すために、身体的、感情的、感覚的、感官的実体を選ぶのである。病気の原因が何であるかを追求すれば、答は表現されたものやその実践に求められるのだが、その重要性は治療者によって異なる。子どもが創った象徴的作品の意味内容を理論的に理解するよりも、象徴的な視点から作品の創造過程がどのように展開し、それが結局のところ、子どもにどのような効果をもたらし、子どもが自分の問題を直截に表現したものが理解されるかどうかが重要なのだと考える人びともいる。児童精神医学は、このように子どもが創り上げたフォルムを土台として、少なくともある部分では、治療者がさらに深く子どもの持つ謎を尊重しながら寄り添うことで成り立っている。

したがって、児童精神医学の治療構成は（大人の精神医学のようにあらかじめ決められた手順があるのと違って）さまざまな治療技法の組み合わせが可能である。言うなれば「ア・ラ・カルト」であり、治療の進展によって技法は変化し、遊びのルールを変えてみたり、あるいは一つのフォルムから別なフォルムに変化しながら、たとえば物語を創りながら対話を通して相互作用的な創造へと導くといった作業も行ない得るのである。

8　医療現場における医者の役割

こうした奥行きのある治療においては、子どもの状態によって個別に扱ったり、あるいは小グループにしたりして、この治療法では状況が言葉ではなく実体を持って現われ、創造されたものも時に現実を投影し、治療的提案も多様なものとなるのだが、精神科医はつねに一人で行動するとは限らない。他の職種、つまり心理士、言語障害治療士、精神運動訓練士、特殊教育担当者、リハビリ担当者、精神科看護師、作業療法士、芸術療法士と芸術家、ソーシャルワーカー、特殊教育担当の教師、教育心理学者などに任せる場合もある。だから、こうした職種の人びとの仕事は、子ども（生徒ではない）の人格に関わる全体的な治療計画の一環をなすものであり、その目指すところは症状を和らげることにある。

こうした姿勢は、児童精神医学の分野で働く他の職種でも同じように当てはまる。たとえば医療機関で働く教育担当者が、場合によっては精神医療とは違う領域で働いている人に似た言動をとることがあるとしても、その思いは異なるだろう。と言うのも、（理念的に）そうした場合の介入に関する象徴的意味が斟酌され、寄り添う子どもの治療計画が職業訓練への参加を促すように見えて、家族のしがらみから自立できる状況を創り上げようと意図されたものであることもある。同様に、リハビリ担当者が、場合によっては、古典的なリハビリと同じような技法を用いることがあるとしても、それは患者のために考えられたものだと理解されることもある。つまり構音がうまくできない場合の治療が、家庭内での役割に関して混乱している状況に対する婉曲的な治療法であり得る。最も顕著な例は、児童精神医学に携わる看護師の行動であろう。場合に応じて、子どもの身体面の管理やあるいは遊戯を提案したり監督することだけが仕事のように見えるかもしれないが、治療計画において時間と空間を目的に応じて組み込むのである。他職種との関係から、よりのびのびとできるように配慮することも任務なのである。社会的な場面についても同じで、その進め方は、子どもの発達段階に関連する。

成人の精神医療ならば看護師は医師が処方した薬を渡すのが仕事である。ここでとくに注目されるのは、どんな職種の人も代替えできず、他の職種に従属していないことである（幸いにもそれぞれの役割は制限されていない）。精神科医は検査を受けさせることができないし、作業療法士は精神機能訓練士の代役はできないのである。さらに良いことには、多くの治療方法が複数存在する（何人かの治療者が行なう治療の場合、それが同時に行なわれている場合でも相互補完的であり、そのうえそれぞれの治療者の役割や機能には相対的に序列がない）だけでなく、治療アプローチについても相互補完的なのである（精神機能訓練士が実施したリラクゼーション体験が、心理士とのあいだで創られたイメージに引き継がれたり、身体を通して旅をしている感覚になることもある）。「精神医療区」制度では、入院は小児科的であり、子どもとその家族を長い期間分離してしまうのを避ける手だてであって、最近では入院の在り方については移行期にある（母親と子どもの短期入院が徐々に増えてきている）。入院治療では他の多くの職種の治療者と関わることになり、セクターの治療体制に一つの治療モデルを提供している。それは職種ごとに個別に関わるのではなく、子どもを中心にした（概ね）柔軟で調和のとれた方法になっている。

児童精神医学における診療は、原則的に公的機関や自由診療などで行なわれているが、とくに診療の場が決められているわけではない。精神医療とは言えないような場所（学校、行政機関、養護施設、母子保護施設など）でも児童精神医学の診療は行なわれている。担当者は病気の専門家ではなく、概ね教育関係、教育学、予防保健の関係者である。そのうえ、児童精神医学の実践には、児童に関して医学以外のことを専門にしている人びととの出会いが含まれる。専門の人びととは、託児所、学校保健、母子保健、教育指導の人びと、ソーシャルワーカー、保健教育委員、職業安定所関係者、芸術療法士、里親担当者、母親相談の関係者、生徒の両親を担当する人などである。このように治療には健康保健と予防を視野に入れ、医療に直接関わりのない職業の人びとも含まれる。

われわれ児童精神科医が専門家チームの動きをつねにコントロールするわけでなく、むしろ他の職域の専門家や利用者たちと頻繁に対話を持ち、医療の範疇とは異なる実践をせざるを得ないこともあり、支配的な役割を強いてとることはない。われわれも謙虚さと状況への適応を訓練しようではないか。

われわれ自身、その役割が法的に規定され（セクター制）、あるいはきちんと要請されているとしても、マスプロ的な医療（直接に会ったことがない問題児について保育士との話し合い）であれ、一般的な問題、薬物依存から性教育まで、子どもの睡眠から父親の役割まで、幅広く議論をしなければならない状況に引っ張り出される。そればかりでなく、里親との話し合い、保母の養成、生徒の親からの質問などにも対応するのである。われわれの治療的行動はこのように従来の枠組みを越え、個人の健康と共にそれを取り巻く集団の健康、そして健康を維持増進する方法にまで関わっている。このようにわれわれの予防活動は細分化され、第一次予防：治すこと、第二次予防：検診、第三次予防：精神疾患と呼ぶかどうかの問題はさておき子どもに施される本来の医療、具体的には就学児童における排泄トレーニングの困難さ、反応性うつ病、パニック発作、繰り返し見る悪夢、二次性夜尿なども含まれる。子どもの治療の目的は、成人になったときに個人としても家族の一員としても（夫婦関係における病理や親の立場になってからの問題をあまりに投影してはならないのだが）問題を起こさないための予防とさえ言えるかもしれない。

10 臨床実践の研究：さまざまな理論を取り入れて、独自の理論をつくること

児童精神医学の実践はまだ体系化されていない。そのため方法論、意味論、制度論、治療論の探求を行なう真の研究領域を確立する必要がある。同じ問題を対象にしていてもその内部を見れば異なり（たとえばアンナ・フロイトからメラニー・クラインまで）、あるいは人間科学、社会科学の諸科学からはみ出さすほどに多様な事柄を扱わなければならないため、児童精神医学の理論も膨大である。臨床家はこうした理論の影響を受けながら、独自の治療法を定式化していかなければならない状態にある。

精神医学に馴染みのない領域から理論を借用していることが問題なのである。つまり、精神医学の実践を行なっている一人一人が固有の実体を持っていて、治療的実践が厳然として存在していながら、部分的に他の領域の理論を参照しているのである。理論の参照枠を提供しているのは、社会学、民族学、

人類学、哲学（とくに倫理学と形而上学）、言語学、記号学である。ここに、もはや誰の目にも明らかな宗教的ドグマのように理論に追従しなくても、寄せ集めの理論を携え、時にそれは矛盾することがあってもブリコラージュ[1]（レヴィ＝ストロースの意味）のような形でつくられ、決して理論の完成をみることがない現代の精神性を見ることができる。

（1）民族学用語。一貫した計画によらずあり合わせの素材、道具を適宜に組み合わせて問題を解決してゆく仕方〔訳注〕。

11　相対化と超越

あえてまとめをしようと思えば、児童精神医学の実践は、理論や観念はさまざまであるとしても新たな人間存在の概念化をその胚珠に含んでいる。両親が子どもの病気を決定してしまうことも多く、子どもだけでなくその家族も対象として含まれるため、児童精神医学の領域は複雑多岐にわたっている。個人の心理学的次元が、障害や治療に関する社会経済的次元や政策的次元で補完される。治療は予防的な面もあり、個人の健康と同時に集団の健康に向けられる。精神科医は、治療において他の職種の人びとさまざまな形で補完し合いながら連携しなければならない。さらに子ども一人一人にあった治療形態を創出しなければならないのだが、定型的な治療技術や理論は役に立たず、臨機応変に対応する必要がある。

児童精神医学はさまざまなものを包含している。具体的に言えば、子どもが抱えている病気、家族の中にいる子ども、学校での子ども、社会的な家族、治療装置としての病院、治療における多様な役割と機能の総体（場合によってはチームであったりする）の中にいる精神科医、社会的視野に立った治療などが含まれる。伝統的な枠組みは壊され、子どもの成長のダイナミズムに合わせてわれわれの治療が定期的にチェックされなければならない。どのようなものを望もうとも、漫然としていることは許されないであろう。

精神医学の伝統的な所与に寄りかかるよりも、これに疑問を投げかけ、再定義し、いわばもう一度よみがえるような拡張という言葉で表現されるものが重要であると思われる。

結論　創造の義務

臨床家、医師、心理士、ソーシャルワーカー、コメディカルスタッフが児童・思春期精神医学の領域で働き、この領域に特有な治療的ダイナミズムや成人の一般精神医学が長年にわたって獲得してきた知識を参照すれば、児童精神医学のあらゆる局面において、それぞれが認めあえると私は思う。

勿論、成人の精神医学の臨床家たちの中にも同じような問題意識と治療的ダイナミズムを持っている人もいるのは確かだ。彼らはそれを児童青年期精神医学に触れる機会や仕事を通して獲得していったのであろうか。そうかもしれないが、はっきりとは分からない。むしろ施設内での治療経験から得たのであろう。そこいる患者の年齢よりもそこでの治療の時間性とダイナミズムが医師の教育に影響していると思われる。

児童精神医学に関わる者は、望むと望まないとに関わらず、その治療的多様性のゆえに、治療的創造が促されていくと考えざるを得ない。児童精神医学が私たちに教えてくれるものと、この治療的多様性は自然な形で繋がっている。すなわち、時間と空間において、人間そのものは多様さであり、複雑であり、ダイナミズムに満ちていて、私が精神医学で慣らされた諦めと名付けられた誘惑からわれわれを守ってくれるのもこの多様性に他ならない。

子ども自身は多様な次元（ディメンジョン）を統合し、家族、学校、社会、文化の所与から得たものを糧として自分らしさを確立していく。この所与に関して、古典的仕切り方は現在も存在し続けているが、しかしそれは止揚され、あるいは人為的な区別に疑問が持たれている。つまり個人／集団／社会性、身体／役割、病気／健康、神経症／精神病／知的障害／性格異常、治療／再教育、精神／身体、遺伝／遺伝形質、先天性／後天性である。この相対化は、人文科学、いわゆる科学、芸術、哲学を貫いている横断性の中で起こっているものと同じ位相にある。

これは雑多な混合物や区別不能なもの、あるいは混沌がやってくることを意味するのではなく、複合性と考えても謎のままであり続けるという意味である。子どもは動き、話し、モノをつくり、探索する。児童精神医学は子どもに対して表現の場を提供し、そこでは寄り添いや働きかけが行なわれる。しかし、遊びながら学び、象徴を使った遊びを通して、私たちを子どものエネルギーやダイナミズムの中に導くのは子ども自身なのだ。児童精神科医であることでわれわれは子どものエネルギーの中で活性化されるのである。

第四版

本書は、教育方法、医学、教育的、そして哲学など、さまざまな潮流について検討されており、そうしたものが部分的にそれぞれ児童精神医学に関わっていて、その実践面ではこれまでの成人の精神医学における伝統的な方法をさらに拡張したものになっている。児童精神医学の実践においてはつねに新しい創造が要請される。

訳者あとがき

二〇〇〇年にギィ・ブノワとジャン＝ピエール・クランの共同執筆で『児童精神医学の現代史――その歴史と特殊性』*Histoire contemporaine de la psychiatrie de l'enfant : historique et caractéristiques*（Coll. « Que sais-je ? » n°3554, PUF, Paris, 2000）が出版された。本書はこの本をジャン＝ピエール・クランが大幅に加筆修正を行ない第四版としたものの翻訳である。題名も ***La psychiatrie de l'enfant : historique et caractéristiques***『児童精神医学――歴史と特徴』に変更されている。

本書の翻訳に至る経緯を話すことにする。白水社の文庫クセジュ『芸術療法入門』が拙訳で二〇〇四年に刊行された。この本の著者が本書を執筆したジャン＝ピエール・クランである。この『芸術療法入門』を翻訳中に私は何度も彼に会い、難解な彼の文章について解説してもらい、さらに芸術療法を勉強するために彼のアトリエを訪問する機会を得たのだった。その間に同じ文庫クセジュ『精神医学の歴史』（二〇〇七年刊行）を翻訳することになり、ある日彼にそのことを話すと、この本の著者であるオックマンの文章について、ジャン＝ピエールは「彼の文章は易しいから訳し易いだろう」と皮肉っぽく言いなから、「児童精神医学の歴史に興味があるのなら是非この本を訳して欲しい」と手渡されたのが本書の第三版だったのである。その時に、私が見ている前で、彼は第三版の原著に鉛筆で加筆修正を始めたが、途中で日本にメールで送るよということになった。数か月後に本書が届き、併せて私のためのレジュメも添えられてあったのである。したがって、本書の原著第四版はフランスでは出版されていない。版権や翻訳出版について白水社に問い合わせたところ、出版する方向で話が進み、著者から翻訳の完成はまだか、日本語訳の完成を楽しみにしていると言われたが、本書の翻訳までにだいぶ時間がかかってしまった。

著者であるジャン＝ピエール・クランについて少し詳しく紹介しよう。『芸術療法入門』では、著者名がクラインとなっているが今回の翻訳では、フランス語の発音通りクランと表記することにした。彼には何度かどちらの呼び方が良いのか尋ねたことがあるのだが、その度にどちらでも良いよという返事。「メラニー・クラインとは親戚だよ」などと冗談を言うこともあった。勿論これは嘘である。彼は一九三九年六月二十八日にパリ一九区で生まれている。パリ大学医学部を卒業後、一九六四年にセーヌ精神病院でインターン、一九六八年にパリ大学医学部より医学博士号取得しており、専門分野は精神医学、児童思春期精神医学である。シャトー巡りで有名なロワール河中流の古い町並みの残るブロワの市立病院に二十年間勤務し、芸術療法を中心とした治療を行なっている。劇作も多数あり、芸術療法、児童精神医学、精神療法などの著作も多い。スペイン語が堪能で、現在もパリとバルセロナを中心に芸術療法を指導している。一九八一年には芸術療法の養成機関であるINECAT（Institut National d'Expression, de Creation, d'Art et Therapie 表現、創造、芸術、治療のための養成機関）を設立し、この養成機関は国立教育パリ学区長の認可を受け、養成のための教育と情報提供を行ない、「芸術によるメディエーター」と「芸術療法士」という国家公認の専門資格を与えている。彼との付き合いももう一〇年以上になる。二〇一二年十二月には第四四回日本芸術療法学会で私が大会会長を務めたとき彼に講演をしてもらった。素晴らしい内容で多くの参加者が喜んでくれたように思う。彼の次男であるルードヴィックが日本文学を勉強していることもあって、この講演では父親の原稿翻訳や通訳を手伝ってくれたのだった。その折、私が「ジャン＝ピエールの文章は日本語にしにくい。彼の文章は形而上的でペダンティックで悪魔的だね」と言うと、原稿の日本語訳に難渋していた次男も「まったくその通りだよ」と苦笑いをしていた。

さて本書の内容である。彼が私に送ってくれたレジュメの冒頭には、次のように書かれてあった。

児童精神医学の実践において、何故、子どもの特殊性を配慮した特別なアプローチの方法が創られなければならないかを明らかにするのが本書のテーマである。子どもに対する特別な方法が、児童精神医学と呼ばれる臨床領域だけから生まれたのではない。子どもの治療についてその起源を辿り、子どもの精神的な「病気」に関する考え方の時代的変遷についても検討していく必要がある。児童精神医学の歴史を知ることで、その原理原則が一般精神医学に由来するものではなく、「子ども時代」と呼ばれる時期に関するさまざまな考えや理論から取り入れられていることが理解されよう。

本書で最も衝撃を受けたのは、「成人の精神医学が児童精神医学の確立のために何らの役割も担ってこなかったということである。例外があるとすれば、それは病像の変化を忠実に記載した試み、たとえばサンクテ・デ・サンクチスの最早期痴呆、ポッターの小児分裂病の記載である」の一文であった。一般に現代における児童精神医学の始まりを、カナーが「幼児自閉症」を記載した一九四三年にしているが、著者はアヴェロンの野生児ヴィクトールの治療を行なったイタールを児童精神医学の嚆矢としている。このことについて言えば、すでにジョン・K・ウィング[1]が「今読めば、アヴェロンの野生児が（根本原因はなんであれ）自閉症が示すほとんどの診断的特徴をもっていたことは疑いえない」と書き、石坂[2]も「歴史上ではっきりと自閉症が現われたのは、市民革命期のフランスにおいてでありました。アヴェロンで捕獲された「野生児」のヴィクトールがそうであろうと思われます」と語っている。イタールから歴史的変遷を辿っていくと児童精神医学を支える理論は多岐にわたり、教育学や心理学の領域から多大な影響を受けていることが理解される。成人の精神医学や精神分析派（アンナ・フロイトからメラニー・クラインまで）の影響だけではない。現在、日本で児童精神科医を名乗る医師たちの多くは精神医学か小児科学から児童精神医学に進んでいる。これまで日本の児童精神医学は、知的障害や発達障害をあまり扱ってこなかったように思う。これらは児童福祉や教育の領域で処遇されてきたと言っても過言ではない。さらに「普通の子どもについて知らない児童精神科医が多い」と指摘され、子どもの病的な部分のみを言い健全なところに目が向かないという声をしばしば聞く。本書の歴史的考察を読めば、児童精神医学を学ぶ者は医学や精神分析と共に教育学と心理学を学ばなければならないことが理解される。ある時、アメリカの児童虐待研究の第一人者であるキャロル・ジェニーを囲んでひらかれた少人数の食事会で、私は彼女に「日本の多くの児童精神科医はゲゼルを知りませんよ。あなたは勿論知ってますね」と尋ねると、知っているのが当然という顔をした。その時、「ゲゼルって何?」と質問したのが、日本の児童精神科医たちであった。正直な人たちである。すぐにその場でゲゼルの著作を注文したのだった。本書は児童精神医学の歴史的変遷を辿りながら、われわれに児童精神医学を学ぶ者が知らなければならない知識や理論を紹介しているように思う。そして本書の後半部分では治療や実践について、著者の芸術療法も語られている。彼を芸術療法に導いたのは子どもの治療実践なのだから。

（1）ローナ・ウィング編『早期小児自閉症』星和書店一九七七年、ジョン・K・ウィング第一章カナー症候群：歴史的序論。
（2）石坂好樹「自閉症概念の歴史的変遷」。児童青年精神医学とその近接領域五一（三）、二九六〜三一二頁（二〇一〇年）。

著者から私の専門分野が何かを尋ねられたことがある。精神科医だと答えると、「成人か子どもか」と聞かれ、「どっちも」と言うと彼は呆れ顔になった。両方ともにできるはずなどない、あるいはそれぞれの精神医学の一つをとっても膨大な領域なのだと言いたかったのかもしれない。児童精神医学は一般精神医学の一領域ではなく、別個の独立した領域であり、専門科目であることを私に教えるために本書を訳すように薦めてくれたのだろう。本書を読んでこう思った。児童精神医学を勉強しようと思うなら、教育学と心理学を学ばなければならいと。

二〇一三年六月、パリで著者に会う機会があり、翻訳が完成したこと、及び第二部の冒頭は「サルトルの実存主義を意識した文章ですね」と伝えると、苦笑しながら頷いていた。その折、共著者のギィ・ブノワ氏が二〇一二年十二月に死去したことを教えてくれた。

本書出版に当たり白水社編集部の中川すみ氏、浦田滋子氏に感謝したい。お二人の協力がなければ本書の出版はなかった。中川氏にはクセジュ文庫『芸術療法入門』（二〇〇四年）、『精神医学の歴史』（二〇〇七年）でもお世話になった。本書の翻訳途中で浦田氏に交代したのだった。クラン氏との約束が果たせてほっとしている。

二〇一三年八月　筑波山と富士山が見える書斎にて

阿部惠一郎

参考資料

J. de Ajuriaguerra, *Manuel de psychiatrie de l'enfant*, Paris, Masson, 1980.

F. G. Alexander, *The History of Psychiatry*, Harper & Row, p.373-387, 1966, trad. franç., Paris, Armand Colin, 1972.

D. J. Duché, *Histoire de la psychiatrie de l'enfant*, Paris, PUF, 1990.

L. Forno, *L'enfant et son psychiatrie*, Lyon, Censura, 1993.

G. Heuyer, *Introduction à la psychiatrie inafantile*, Paris, PUF, 1966.

L. Kanner, *Child psychiatry*, London, Baillère Tindall et Cox, 1935; Charles S. Thomas, Sprinfield, 1948-1972.

L. Kanner, Trends in Child Psychiatry, *The journal of mental science*, vol. 105, p.581-593, 1959.

Cl. Launay, Psychiatrie de l'enfant, in A. Porot, *Manuel alphabétique de psychiatrie*, Paris, PUF, 1984.

S. Lebovici, R. Diatkine, M. Soulé, *Traité de psychiatrie de l'enfant et de l'adolescent*, Paris, PUF, 1985.

L. Michaud, *Psychiatrie infantile*, préface par G.Heuyer, Paris, 1950, 1953, 1965.

J. D. Noshpitz, *A history of childhood and child psychiatry*, New York, John Wiley & Sons.

J. Pstel, Cl. Quete, *Nouvell histoire de la psychiatrie*, chap. rédigé par T. Gineste, Toulouse, Privat, 1983; Paris, Dunod, 1993.

巻末参考文献

【1】 J. M. G. Itard, *Rapports et mémoires sur le sauvage de l'Aveyron*, Paris, Alcan, 1894.

【2】 L. Malson, *Les enfants sauvages*, suivi des deux textes de Itard, Paris, UGE, " 10/18 ", 1964.

【3】 F. Tinland, *L'homme sauvage*, Paris, Payot, 1968.

【4】 H. Lane, *L'enfant sauvage de l'Aveyron*, Paris, Payot, 1979.

【5】 T. Gineste, *Victor de l'Aveyron, dernier enfant sauvage, premier enfant fou*, Paris, Le Sycomore, 1981; *Les Vésanies de Jean Marc Gaspard Itard*(1802). Présentation de T. Gineste, *L'Évolution psychiatrique*, 53, 3, 1988, p. 573-610.

【6】 H. Lane, *When the minds hears. A History of the Deaf*(1984), *Quand l'esprit entend*, Paris, Odile Jacob, 1991, p. 167-171.

【7】 J. Locke, *An Essay Concerning Human Understanding*, 1690, trad. franç. *Essai philosophique concernant l'entendement humain*, Paris, Vrin, 1972.

【8】 E. B. de Condillac, *Essai sur l'origine des connaissances humaines*, 1746 ; réed. Paris, Galilée, 1973.

【9】 J. Postel, L'idée de dégénérescence en psychiatrie et l'introduction du darwinisme en France au XIXe siècle, *L'information psychiatrique*, 52, 7, 1976, p. 855-856.

【10】L. Darmon, *Le secret de l'enfant sauvage*, documentaire, F2, 20 août 1998; J.-P. Klein, L'arriération mentale comme malédiction, *Télérama* n°2539, 1998, p. 6.

【11】 E. Seguin, *Hygiène et éducation des idiots* (1843) ; *Traitement moral, hygiène et éducation des idiots*, Paris, Baillière, 1946 ; *Idiocy and its treatment by the physiological method*, 1866.

【12】 Y. Pelicier, G. Thuillier, *Édouard Seguin, l'instituteur des idiots*, Paris, Economia, 1980.

【13】 D. M. Bourneville, *Traité médico-pédagogique de diverses formes d'idiotie*, Paris, 1905.

【14】 D. M. Bourneville, J. Noir, Idiotie congénitale, atrophie cérébrale, tics nombreux, 1983, *L'information psychiatrique*, 54, 7, 1978, p. 797-802.

【15】 F. Harburger, *La vie et l'œuvre de Bourneville*, thèse, Paris, 1973 (extraits publiés dans *L'infoamation psychiatrique*, 4, 5 et 8, 1976).

【16】 A. Chevrier, A propos de quelques cas d'nfnants psychotiques dans le service de Bourneville, *L'information psychiatrique*, 54, 6, 1978, p. 689-700.

【17】 A. Rault, M. Burguet-Rault, Les précurseurs de la psychiatrie infantile face à l'échec scolaire, *Neuropsychiatrie de l'enfance*, 38, 3, 1990,p. 97-106.

【18】 P. Burgelin, préface à *Émile*, J.-J. Rousseau, *Œuvres complètes*, Paris, Gallimard, " La Pléiade ", vol. IV, p.LXXXIX à CLI.
【19】 J. H. Pestalozzi, *Le chant du cygne*, Schwassengesang, 1826.
【20】F. Froebel, *Die Menschenerziehung*, 1826, trad. franç. *L'éducation de l'homme* , Paris, Hachette, 1861.
【21】 J. Dewey, *My pedagogic creed (Le credo pédagogique)*. 1897.
【22】 M. Montessori, *Pédagogie scientifique La maison des enfants*, (1926), Paris.
【23】 Desclée de Brouwer, 1958; *L'esprit absorbant de l'enfant*, Paris.
【24】 Desclée de Brouwer, 1959-1992; *La information de l'homme* (1949), Paris, Desclée de Brouwer, 1996.
【25】 B. Bettelheim, *The Empty Fortress* (1967), *La forteresse vide*, Paris, Gallimard, 1964 ; *The children of the dream*, New York (1969), *Les enfants du rêve*, Paris, R. Laffont, 1971.
【26】 A. S. Neill, *A Radical Approach to Child Rearing* (1960), *Libres enfants de Summerhill*, Paris, François Maspero, 1970.
【27】 M. Mannoni, *Éducation impossible*, Paris, Le Seuil, 1973.
【28】 F. Deligny, *Graine de crapule*, Paris, Scarabée, 1967.
【29】 E. Claparède, *Psychologie de l'enfant et pédagogie expérimentale*, 1920 ; rééd. 2 vol, Neuchaâtel, Delachaux & Niestlé, 1946.
【30】 In F. Tran Thong, *Stades et concept. Stade de développement et l'enfant dans la psychologie contemporaine*, Paris, Vrin, 1986.
【31】 H. Wallon, *Les origines de la pansée chez l'enfant*, Paris, PUF, 1945.
【32】 S. Freud, Les théories sexuelles infantiles (1908), in *La vie sexuelle*, Paris, PUF, 1964, p. 24.
【33】 Analyse der Phobie eines fünfjährigen Knaben (Analyse d'une phobie chez un petit garçon de cinq ans : le petit Hans) 1909, in *Cinq psychanalyses*, Paris, PUF, 1854, p.94.
【34】 S. Freud, *Die Traumdeutung* (1900), *La science des rêve*, Paris, PUF, 1967 (nouv. éd. augm.).
【35】 S. Freud, *La psychopathologie de la vie quotidienne*, trad. franç., Jankélévitch, Paris, Payot, 1922, p. 229-232.
【36】 S. Freud, Jenseits des Lustprinzips (1920), Au-delà du principe de plaisir, in *Essais de psychanalyse*, Paris, Payot, 1951, p. 5-75.
【37】 M.Klein, *La psychanalyse des enfants*, Hogarth Press, 1949.
【38】 In M. H. Ledoux, " M. Klein, F. Dolto ", *Psychanalyse à l'Université*, vol. 14, n°56, 1994, p. 101-132.
【39】 A. Freud, *Le traitement psychanalytique des enfants*, Paris, PUF, 1951.
【40】 D. W. Winnicott, *Playing and reality* (1971), trad. franç. *Jeu et réalité*, Paris, Gallimard, 1975; *Processus de maturation chez l'enfant*, Paris, Payot, 1970.
【41】 M. Mahler, *Psychose infantile*, Paris, Payot, 1973.
【42】 M. Manheimer, *Les troubles mentaux de l'enfant, précis de psychiatrie de*

l'enfant, Paris, 1899.
【43】 A. Binet, *Les Idées modernes sur les enfants*, Paris, Flammarion, 1911.
【44】 M. Rutter, *Practitianer Review*, Routes from research to clinical practice in child psychiatry, retrospect and prospect, *Child Psychol. Psychiat*, vol.39, n°36, 1998, p. 805-816.
【45】 H. W. Potter, Schizophrenia in children, *American Journal of Psychiatry*, vol. 89, 1953, p. 1253-1270.
【46】 Lutz, *Über die Schizophrenie in Kindersalker*, Achieves suisses de neurologie, Neurochirugie et psychiatrie, 1937.
【47】 L. Despert, *La schizophrénie infantile*, Paris, PUF, 1978.
【48】 L. Bender, Childhood schizophrenia, *Am. J. Orthopsychiat*, 17, 40, 56, 1947.
【49】L. Kanner, *Autistic disturbances of affective contact. The nervous child*, vol. 2, juin 1943, p. 217-250 ; *Children psychosis*, Washington DC, Winston and Sons, 1973.
【50】 M. W. Laufer, D. S. Gair, Childhood schizophrenia, in Bellak et Loeb, *The schizophrenia syndrom, Grune and Stractton*, New York, 1970, p. 379-461.
【51】 R. de Villard, *Psychoses et autisme chez l'enfant, Clinique et traitement*, Paris, Masson, 1984.
【52】 F. Tustin, *Autisme et psychose de l'enfant*, Paris, Le Seuil, 1977.
【53】 D. Melzer, *Explorations dans le monde de l'autisme*, Paris, Payot, 1980.
【54】 G. Haag, Autisme infantile précoce et phénomènes antistiques, Réflexions psychanalytiques, *Psychiatrie de l'enfant*, vol. 27, n°2, 1984, p. 293-354.
【55】 P. Ariès, *L'enfant et la vie familiale sous l'Ancien Régime*, Paris, Plon, 1960; nouv. éd. Le Seuil, 1973.
【56】 S. Freud, *Introduction à la psychanalyse* (1917), Paris, Payot, 1951.
【57】 J.-P. Klein, L'enfant porte-malaise et la psychiatrie globale, *Psychiatrie aujourd'hui*, 2, 1971, p. 91-94.
【58】 J.-P. Klein, Pratique sectorielle : représentation du monde pour l'enfant, in M. Cadoret (éd.), *La Folie raisonnée, IVe partie : éthique. Nouvelle encyclopédie Diderot*, Paris, PUF, 1989, p.371-384 (texte reprenant le discours inaugural de l'Association des psychiatres infanto-juvéniles (API) fait à l'hôpital Sainte-Anne).
【59】 P. Brook, *L'espace vide*, Paris, Le Seuil, 1978.

訳者略歴
阿部惠一郎（あべ・けいいちろう）
一九四九年生まれ。
早稲田大学仏文科卒業、慶応大学大学院修士課程仏文学専攻中退、東京医科歯科大学医学部卒業
創価大学教育学部教授（臨床心理学専修）、あべクリニック（北海道名寄市）院長
主要著訳書
『精神医療過疎の町から』（みすず書房）
『バウムテスト研究』（みすず書房）
『石井十次の研究』（共著、角川書店）
『バウムテスト活用マニュアル』（金剛出版）
『樹木画の読みかた』（金剛出版）
『投影法の見方、考え方』（共著、明治安田こころの健康財団）
『ラルース臨床心理学事典』（共訳、弘文堂）
『ラルース精神分析事典』（共訳、弘文堂）
ジャン＝ピエール・クライン『芸術療法入門』（共訳、白水社文庫クセジュ八八〇番）
ジャック・オックマン『精神医学の歴史』新版（白水社文庫クセジュ九一二番）
『バウムテストの読みかた』（金剛出版）

児童精神医学
歴史と特徴

二〇一三年九月　五　日　印刷
二〇一三年九月二五日　発行

訳　者 © 阿部惠一郎
発行者　及川直志
印刷所　株式会社 平河工業社
発行所　株式会社 白水社
東京都千代田区神田小川町三の二四
電話　営業部〇三（三二九一）七八一一
　　　編集部〇三（三二九一）七八二一
振替　〇〇一九〇―五―三三二二八
郵便番号一〇一―〇〇五二
http://www.hakusuisha.co.jp
乱丁・落丁本は、送料小社負担にてお取り替えいたします。

製本：平河工業社
ISBN978-4-560-50983-8
Printed in Japan

文庫クセジュ

哲学・心理学・宗教

文庫クセジュ

文庫クセジュ

自然科学

60 死
110 微生物
165 色彩の秘密
280 生命のリズム
424 心の健康
609 人類生態学
701 睡眠と夢
761 薬学の歴史
770 海の汚染
794 脳はこころである
795 インフルエンザとは何か
797 タラソテラピー
799 放射線医学から画像医学へ
803 エイズ研究の歴史
830 宇宙生物学への招待
844 時間生物学とは何か
869 ロボットの新世紀
875 核融合エネルギー入門
878 合成ドラッグ
884 プリオン病とは何か
895 看護職とは何か
912 精神医学の歴史
950 100語でわかるエネルギー
963 バイオバンク